BRUXARIA NATURAL

BRUXARIA NATURAL

Um guia prático para a magia de plantas, cristais e tudo o mais

Paige Vanderbeck

Tradução
Martha Argel

mantra·

1ª edição, 1ª reimpressão 2022.

Editores: Jair Lot Vieira e Maíra Lot Vieira Micales
Coordenação editorial: Fernanda Godoy Tarcinalli
Edição de texto: Fernanda Godoy Tarcinalli
Preparação de texto: Thiago de Christo
Revisão: Brendha Rodrigues Barreto e Marta Almeida de Sá
Índice remissivo: Ana Laura Padovan e Brendha Rodrigues Barreto
Diagramação: Ana Laura Padovan e Karine Moreto de Almeida
Adaptação de capa: Ana Laura Padovan
Projeto gráfico e capa originais: Erik Jacobsen
Ilustrações: Studio Muti

Dados Internacionais de Catalogação na Publicação (CIP)
(Câmara Brasileira do Livro, SP, Brasil)

Vanderbeck, Paige

    Bruxaria natural : um guia prático para a magia de plantas, cristais e tudo o mais / Paige Vanderbeck ; tradução Martha Argel. – São Paulo : Mantra, 2022.

    Título original: Green Witchcraft

    ISBN 978-65-87173-15-3 (impresso)
    ISBN 978-65-87173-16-0 (e-pub)

    1. Bruxaria 2. Espiritualidade 3. Medicina natural 4. Plantas medicinais I. Título.

21-80702   CDD-133.43

Índice para catálogo sistemático:
1. Bruxaria : Magia : Ocultismo : 133.43

Aline Graziele Benitez – Bibliotecária – CRB-1/3129

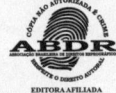

mantra·

São Paulo: (11) 3107-7050 • Bauru: (14) 3234-4121
www.mantra.art.br • edipro@edipro.com.br
📷 @editoramantra

Dedicado a Jimmy Hoppa.
Descanse em paz, meu coelho lunar da sorte.

Sumário

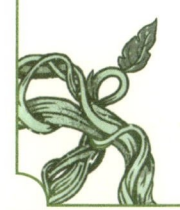

Introdução

Senti o chamado da Terra desde muito nova. Eu adorava enfiar os pés na lama e comia qualquer fruta ou legume colhido diretamente do pé. Subia em árvores (em geral, para alcançar cerejas ou maçãs), fazia amizade com os animais da vizinhança e criava girinos em uma velha banheira de ferro que havia no quintal até que se transformassem em rãs. Eu morava em Windsor, a capital automotiva do Canadá, e ficava deitada na grama, olhando os ônibus que passavam, sonhando com o dia em que eu também teria permissão para subir naquela Carruagem dos Deuses Adolescentes que me levaria à escola. Conto isso porque existe o mito de que todo mundo que ama a Terra ou tem conexão com ela vive na fazenda ou no meio dos bosques, mas ele não é verdadeiro. Qualquer pessoa pode desenvolver uma relação com a Terra, não importa onde esteja.

Uma das primeiras coisas que aprendi sobre a bruxaria real foi que ela é um caminho para quem deseja viver em harmonia com a Terra — pessoas que desejam cultivar e colher plantas com fins medicinais e de magia, e honrar os espíritos das árvores, dos animais e até mesmo das rochas ao seu redor. Na hora eu soube que havia encontrado o caminho que estava destinada a seguir.

Se você chegou até este livro, imagino que tenha sentido esse mesmo chamado da Terra, o chamado para desacelerar e escutar o que ela tem para lhe ensinar. Talvez você sempre tenha tido um dedo verde incrível ou queira aprender como fazer uso da medicina natural; quem sabe, talvez tenha percebido recentemente que sente necessidade de uma conexão espiritual mais profunda com a Terra.

Bruxaria Natural é um guia que mostra como estabelecer uma relação com todos os elementos naturais e sobrenaturais, e como utilizar essa energia de uma forma que possa afetar sua vida diária. Muitas das plantas, flores, pedras etc. que você vai encontrar neste livro têm origens muito antigas e propriedades tanto medicinais quanto místicas, mas todos os exercícios aqui apresentados foram planejados para funcionar no mundo moderno.

PARTE I

Compreendendo a Magia Natural

Na **PARTE I** deste livro, trataremos de tudo o que é preciso saber antes de iniciar o caminho da bruxaria natural, incluindo um pouco da história, dos valores e das crenças, dos instrumentos necessários, e de como preparar seu espaço para o trabalho com plantas e pedras. Explicarei o que palavras como "magia" e "energia" de fato significam para as bruxas, e elucidarei alguns dos mitos e equívocos sobre a magia e as pessoas que nela creem.

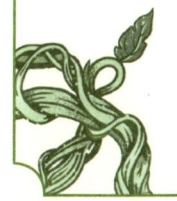

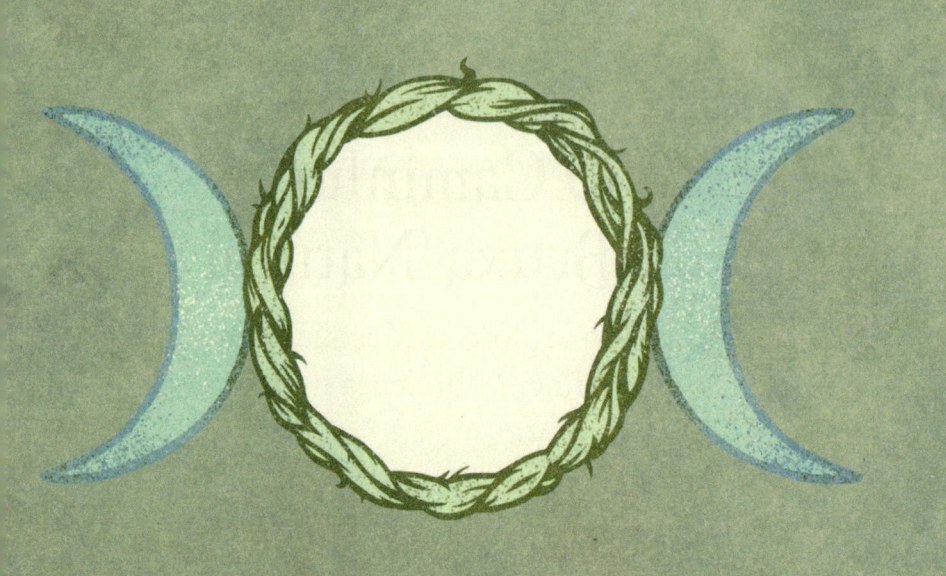

Capítulo Um

O Caminho
da Bruxa Natural

Este capítulo explora as filosofias e práticas
que definem a bruxaria natural
e os praticantes dessa arte,
bem como as origens dela
e seu enfoque no mundo natural.

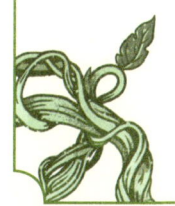

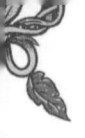

A tradição da bruxaria natural

A bruxaria natural é uma prática e um estilo de vida, e também uma relação entre você e a Terra. A Terra ampara você, lhe dá sustento e cura, e você retribui. Quanto mais você investe em sua relação com a Terra, mais obtém retorno dela. Por meio do estudo de elementos naturais como plantas, condições do tempo, cristais e o cosmos, e do trabalho com eles, as bruxas entram em sintonia com os ciclos de crescimento, evolução, harmonia, vida e morte. A sabedoria da Terra é infinita, e assim também é o processo de aprendizado que as bruxas tanto apreciam.

Ao pesquisar sobre a bruxaria, você talvez encontre informações a respeito de tradições estabelecidas ou mesmo de religiões que incorporam a prática em seus sistemas de crenças. A religião mais popular baseada na bruxaria chama-se Wicca, e é tratada na página 16 deste livro. Por si só, a prática da bruxaria natural não é uma religião. Esse caminho está aberto a pessoas de todas as religiões e heranças culturais. Ela pode ser praticada em conjunto com alguma religião de sua escolha ou sem nenhuma, como uma prática espiritual.

Se ainda não tem certeza de que a bruxaria natural é adequada para você, por não se encaixar na imagem que você faz do que é uma bruxa, vá em frente e dê uma arejada nas ideias, porque a verdade é a seguinte: qualquer pessoa pode ser uma bruxa. Sei que a palavra em si é muito carregada, talvez até assuste, e por isso vamos desfazer alguns mitos e equívocos sobre as bruxas naturais.

"Eu não posso ser uma bruxa natural porque..."

✒ **"Eu gosto de morar na cidade, trabalhar em um edifício comercial e usar maquiagem e salto alto ou terno."** As bruxas percorreram um longo caminho desde os dias de João e Maria nas profundezas do bosque sombrio. Pessoas das mais diversas condições e com todo tipo de formação e de interesses chegaram até a bruxaria e a magia, porque estas constituem um caminho espiritual que permite a cada um estabelecer as regras para sua própria vida.

✒ **"Eu acredito na ciência e na medicina ocidental."** Acreditar no poder da natureza e acreditar no poder da humanidade não se excluem mutuamente. Você pode se proteger com as vacinas e ao mesmo tempo com um ramo de arruda pendurado sobre a porta da frente.

✒ **"Eu tenho o oposto do dedo verde; deixo morrer todas as plantas."** É muito comum ouvir isso. Existem muitas maneiras diferentes de trabalhar com as plantas, e cultivá-las é só uma delas. Cada um de nós tem diferentes habilidades. Talvez você deixe morrer todas as plantas que traz para casa, mas faça belíssimos desenhos das plantas que vê ou lidere uma organização que atua na luta contra a mudança climática.

✒ **"Minha religião é o cristianismo, e aprendi que a bruxaria é do mal."** A bruxaria e a magia não são do mal, e a vasta maioria das bruxas modernas que você encontrará não são satânicas tampouco anticristãs. Talvez você se surpreenda ao saber que existem bruxas cristãs, assim como existem bruxas judias, muçulmanas e ateias. Se sua religião enriquece sua vida, proporciona conforto e compreensão sobre o mundo, não há motivo para abrir mão dela ou achar que a bruxaria a contradiz de alguma forma.

✒ **"Só as mulheres podem ser bruxas."** Esse é, sem nenhuma dúvida, o equívoco que menos me agrada entre todos os que há por aí. Qualquer pessoa pode ser bruxa. Não existe nenhum conjunto de regras que dite quem pode ser bruxa e como deve se parecer, se vestir ou amar.

Uma vez que a bruxaria natural não é uma religião ou uma tradição por si só, não há um processo de iniciação ou um órgão dirigente que a encaminhe na prática. Isso não quer dizer, porém, que não exista ninguém com quem se possa aprender. É tão importante compreender os usos diários, a composição química e os ciclos de crescimento das plantas e dos minerais quanto seus usos mágicos e as energias relacionadas. Você pode se inscrever em cursos sobre herbalismo (fitoterapia), botânica, geologia, medicina tradicional chinesa e agricultura em diversas escolas e universidades do mundo todo ou entrar em algum grupo local que cultiva hortas comunitárias ou sistemas agroflorestais. Nas páginas 164 e 165, forneço uma lista de referências, incluindo livros e *sites*, que podem ajudar você a aprender os segredos, tanto mágicos quanto mundanos, da magia natural.

Espiritualidade e bruxaria

A religião ocidental mais popular que engloba a prática da bruxaria é chamada Wicca. Moderna, foi criada na década de 1940 por um britânico chamado Gerald Gardner, e depois divulgada para um público mais amplo na década de 1950. Muitos dos conceitos e da estrutura das modernas práticas de bruxaria originaram-se com Gardner e seu primeiro coven.✐ A Wicca é uma religião de mentalidade aberta, com uma visão positiva sobre a sexualidade e os direitos da mulher; enfatiza fortemente a comunhão com a Terra e o servir-lhe. Em vez de venerar um deus, os praticantes em geral veneram um deus e uma deusa, ou mesmo muitos deuses e deusas.

✐ Coven: reunião de bruxos que praticam, em conjunto, rituais de bruxaria. (N.E.)

Desde o surgimento da Wicca, o número de pessoas que a praticam ou que apenas encontram seu caminho espiritual por meio da bruxaria cresceu de forma exponencial. Atualmente, a bruxaria é o movimento espiritual que mais cresce na América do Norte.

Encontrando seu caminho

A espiritualidade segue muitos caminhos. Pessoas que acabam encontrando a bruxaria natural têm como característica típica a sensação de uma forte conexão com o mundo natural. Elas tendem a se sentir mais em paz nas florestas ou perto de um corpo d'água, podem ter prazer em cuidar do jardim ou considerar-se amigas dos animais ou ambientalistas. Essas pessoas compreendem que estão profundamente conectadas, assim como tudo à sua volta, com a Terra, na qual vivem. Para quem tem uma inclinação espiritual e está atento e aberto a um convite, o chamado da bruxaria natural pode assumir um milhão de formas diferentes, como as folhas caindo durante a meditação, as ervas medicinais incríveis que crescem no gramado de sua casa ou o movimento do vento sussurrando sons mágicos por entre as folhagens. O mundo natural nos fala de maneiras sutis, mas poderosas.

Para as pessoas que têm curiosidade pela bruxaria natural ou são iniciantes nessa arte, os recursos para orientar suas inclinações são abundantes. A internet coloca a poucos cliques de distância um repositório gigantesco de informações.

Em sua cidade, uma biblioteca ou livraria pode ajudá-lo a descobrir outros livros como este aqui, e lojas metafísicas às vezes oferecem cursos e outras oportunidades para que as pessoas possam conhecer mais gente com caminhos espirituais semelhantes.

Se você prefere aprender por conta própria, o mundo natural oferece em abundância todos os instrumentos e materiais necessários para gerar cura e magia por meio de alguma pesquisa independente e da intuição. Se você decidir seguir o caminho da bruxa natural, um luxuriante carpete verde se estenderá aos seus pés.

A espiritualidade, como a bruxaria, representa boa parte de muitas religiões, mas não é uma religião por si só; é mais uma forma de pensar. Pessoas espiritualizadas tendem a compreender que nós, como humanos, não sabemos tudo, e que uma das razões pelas quais estamos aqui é buscar as respostas para as perguntas, mesmo aquelas às quais pode parecer impossível responder. A religião é um dos caminhos trilhados por muitas pessoas que procuram alívio para suas inquietações espirituais, não o único.

A bruxaria natural através dos tempos

A palavra "bruxa" pode soar bastante carregada. No decorrer dos séculos, as pessoas que chamavam a si mesmas de bruxas, e mesmo algumas que não o faziam, foram submetidas a julgamentos e executadas como blasfemas e hereges. Não é surpresa que tanta gente prefira ser chamada por outros nomes, como "parteira", "sábia", "curandeira", "herbalista", "xamã", "boticária". Em alguns lugares e épocas, não havia sequer uma palavra para "bruxa", porque o que agora chamamos de magia popular era então apenas uma prática doméstica comum. São esses os ancestrais espirituais e contemporâneos da bruxa natural moderna. Embora as práticas variem muito ao redor do mundo, todos esses curandeiros estudavam as plantas locais e os alimentos, e seus efeitos no corpo, na mente e no espírito, e eram com frequência consultados por pessoas em busca de conselhos espirituais. Quando estudam esses ancestrais, as bruxas naturais passam a desenvolver uma percepção de seu lugar em uma longa linha de indivíduos que empregaram o poder da Terra para curar o corpo, a mente e a alma. Nos dias de hoje, os caminhos para a bruxaria natural que mais se assemelham a essa tradição são a bruxaria de cozinha e a bruxaria *hedge*. Ambas têm em comum a conexão com a terra e o foco no uso de elementos do mundo natural para a cura. Enquanto as bruxas naturais estão mais conectadas com as plantas, as bruxas de cozinha incorporam à sua prática tudo o que estiver disponível em casa; as bruxas *hedge* (ver Glossário, página 166), por sua vez, podem incorporar os sonhos e as viagens astrais a seu arsenal de instrumentos.

Embora a bruxaria e a ciência possam parecer incompatíveis, muitos dos que seguem o caminho natural têm constatado que a tecnologia é uma ferramenta excelente para entrar em contato com o mundo natural. Você pode usar a tecnologia para manter um diário de seu trabalho com as plantas, identificar a flora e a fauna silvestres e ter acesso a muitos anos de pesquisa — com um simples clique. A tecnologia verde, como as forças solar e eólica, pode conectar você com a energia da Terra enquanto trabalha para a proteção do meio ambiente. Isso, para mim, é magia.

Atos de magia

A magia é a arte de criar a mudança em nós mesmos e em nossas vidas por meio de atos de intenção e de uma conexão espiritual com todas as coisas naturais e sobrenaturais. Essa magia não é ilusória e não tem por finalidade iludir ninguém, mas proporcionar outra forma de ver o mundo.

A magia tem a ver com o uso da energia natural que está a nossa volta e dentro de nós. Em vez de energizar as luzes, a magia energiza nossos sonhos e aspirações. É a energia da imaginação, da inspiração e da intuição. Em vez de esse poder percorrer fiações ou acender uma lâmpada, nós o fazemos passar por nossas mãos, nossas mentes e nossos corações quando executamos encantamentos.

Caso tenha prestado atenção nas aulas de ciências, você sabe que tudo o que existe é constituído de energia, e que esta não pode nunca ser realmente criada ou destruída, apenas reciclada. Ao utilizar a magia, você recicla a energia disponível, direcionando-a para um propósito específico. Às vezes, um encantamento pode não funcionar, e isso ocorre porque a energia necessária não está disponível. É nesse ponto que entra a ideia do sacrifício. Ao ofertar alguma coisa, você torna disponível a energia dessa oferenda; quanto mais energia oferecemos, mais recebemos em troca. Uma vez que nossos pensamentos, palavras, sentimentos e ações são todos energia, os sacrifícios podem assumir a forma de música ou dança. Ainda, como toda matéria é constituída de energia, um alimento que você tenha preparado, ervas que colheu ou cultivou, ou mesmo uma vareta de incenso que acenda podem servir como sacrifício. Embora essas coisas possam parecer mundanas, por meio da intenção pode-se convertê-las em instrumentos de sua prática mágica.

Encontrando harmonia por meio da bruxaria natural

Se está lendo este livro, você provavelmente já sente uma forte conexão com a natureza. A prática da bruxaria natural tem a ver com a criação de uma relação harmoniosa com a Terra e, consequentemente, com todas as criaturas com as quais compartilhamos este planeta. Todos nós temos algum tipo de relação com a Terra, pois precisamos dela para sobreviver; contudo, em uma relação saudável e harmoniosa, ambos os lados dão e recebem com igualdade; em outras palavras, ambos os lados proveem amparo e são mutuamente amparados. A relação vai muito além de apenas viverem bem próximos um do outro; cada um constitui parte fundamental da vida do outro. Quando vivemos em harmonia com o planeta, por um lado, estamos amparados, sendo ajudados e somos necessários, por outro, necessitamos da Terra, a ajudamos e amparamos. Tal relação com a Terra faz com que trilhar o caminho natural seja algo único, pois significa que estamos sempre conectados à energia do mundo natural. Você não precisa viver em uma choupana no meio de uma floresta densa para cultivar essa relação. Quando você aprende a viver em harmonia com a Terra, todo espaço se torna um espaço sagrado. Quer você viva em uma selva de concreto, em um apartamento com uma varandinha ou em uma extensa área natural preservada, a Terra está lá junto de você. Em um mundo onde o equilíbrio é tão difícil de encontrar, atingir a harmonia com a Terra oferece uma base sólida para que a magia e a cura tenham lugar.

Padrões e valores

Uma vez que não existe uma tradição única de bruxaria natural, e como esta não é uma religião com regras próprias, não há um padrão ético para sua prática. No entanto, como as bruxas naturais têm uma conexão muito forte com a Terra, seus ciclos e seus habitantes, sempre vêm à tona valores como sustentabilidade, consumo ético de alimentos, direitos dos animais e ambientalismo. Algumas bruxas naturais concentram seus esforços mágicos na cura do planeta e na reversão do aquecimento global, enquanto outras só chegam até a reciclagem ou ao voluntariado para diferentes causas ecologicamente corretas. Já conheci várias bruxas naturais que seguem uma dieta vegetariana ou vegana como parte de sua prática espiritual, e outras que fazem preces de agradecimento aos espíritos dos animais que consomem. Depois de adquirido o aprendizado de como a Terra se comunica com você, ela lhe dirá do que necessita.

Curando a si e aos demais

Na bruxaria natural, a cura é tanto um princípio básico quanto um tipo de magia. O trabalho com aliados naturais, como as plantas e os minerais, sempre esteve relacionado à cura para propiciar o crescimento, como já vimos, mas a coisa vai um pouco além disso. Há uma diferença entre curar uma doença e tratá-la. A medicina ocidental está muito voltada para o tratamento dos sintomas da doença. É um aspecto importante, mas não é o mesmo que curar a doença. Vamos dizer que você sofre de insônia e, por esse motivo, consulte um médico. Talvez saia do consultório com a receita de algum medicamento sonífero ou, se o médico for holístico, uma caixa de chá de camomila com raiz de valeriana para ajudar você a dormir.

Isso vai dar um jeito no cansaço que prejudica suas atividades, mas não trata a causa que levou a tal situação. Assim como você pode preferir consultar um psicólogo se achar que é o estresse que causa sua insônia, a bruxaria natural visa tratar do problema subjacente, e não apenas do sintoma. Algumas soluções possíveis seriam dormir com um cristal de citrino, pendurar um filtro dos sonhos em sua janela, caso tenha problemas com pesadelos, e queimar sálvia e lavanda no quarto para eliminar as energias negativas.

A bruxaria natural fornece os instrumentos para criar um plano de cura mais holístico, que pode ser aplicado a doenças, relacionamentos pessoais, sua casa, sua carreira e até mesmo ao planeta inteiro, se você achar que é esse o caso. Compartilhar com os outros tais instrumentos também é um tipo de cura, para você e para os demais. Servir dessa maneira aos outros seres do planeta transforma o que estiver desequilibrado dentro de si em uma força que tem a possibilidade de ser usada para criar uma mudança real.

A comunhão com o mundo natural

No estudo da bruxaria natural, não há melhor professor do que a natureza, com toda a sua sabedoria ancestral. Muito antes da Era da Iluminação, quando o método científico começou a tomar forma, os seres humanos liam a Terra e as estrelas como um manual de instruções. Eles procuravam no céu mensagens que forneciam informações importantes para suas vidas — quando plantar, pescar ou caçar, quando permanecer dentro de casa, que rumo tomar durante uma viagem ou que tipo de ação executar para melhorar a vida de sua gente. As bruxas compreendem que, embora os humanos tenham parado de receber tais mensagens, elas continuam sendo enviadas. Vejamos algumas das maneiras pelas quais a Terra está em comunicação conosco e como podemos aprender a ouvi-la:

Os elementos: Esses não são os compostos químicos da tabela periódica, mas, assim como eles, constituem o universo. Os elementos ocidentais são terra, ar, fogo, água e espírito (ou éter). Muitas bruxas acham importante incluir a energia de todos os elementos quando praticam a magia ou priorizar um elemento específico que pode fornecer o tipo de energia mais adequado. Por exemplo, a energia da água é muito emocional, tornando-a perfeita para rituais que envolvem amor e relacionamentos. Ela pode ser incorporada na magia sob a forma de água benta, plantas aquáticas ou um banho mágico.

Sol, Lua e estrelas: Sendo algo tão natural quanto qualquer coisa que exista em nosso planeta, o cosmos está constantemente falando para quem estiver preparado para ouvi-lo, e há muitas formas de fazer isso. Não apenas todo o nosso conceito de tempo está baseado nos movimentos e hábitos dos corpos celestes como também por meio do estudo da astrologia é possível obter um conhecimento profundo sobre o comportamento humano e a história. As fases da Lua nos colocam em contato com as mudanças e estações de nossas emoções, e expandem ainda mais nossa compreensão acerca da humanidade. Prestar atenção no movimento do Sol em sua região pode lhe ensinar muito, desde a orientação em seus deslocamentos até os ciclos de crescimento de plantas e animais.

Condições climáticas: Eu realmente detesto quando dizem que falar sobre o tempo é jogar conversa fora, pois eu passaria o dia todo falando disso. As condições climáticas podem dar muita informação sobre um local ou uma estação do ano e até mesmo indicar quando há algo muito errado. Na ficção, o estado do tempo com frequência reflete os sentimentos dos personagens ou dos eventos que se sucedem na trama; na vida real, porém, muitas vezes o que ocorre é o oposto. As condições climáticas podem nos mostrar nossas possibilidades e limitações, e ditar quando e como devemos realizar nossas tarefas.

Plantas e flores: As plantas e as flores enviam-nos mensagens o tempo todo, por meio do cheiro, da forma, da cor, dos ciclos de crescimento, do sabor e também dos animais que atraem ou repelem. As plantas podem salvar vidas e, com a mesma rapidez, podem tirá-las. Podem nos abençoar com a abundância ou amaldiçoar-nos com a pobreza e a fome. Ou podem ser amigas e constituir a base de sistemas, de fontes de inspiração e da linguagem que usamos para nos comunicar.

Animais: Uma relação próxima, emocional e respeitosa com os animais constitui grande parte de minha prática pessoal, e sei que não sou a única a fazê-lo. Os animais a nossa volta podem nos ensinar algumas lições sobre os ciclos da natureza, e o mesmo ocorre com relação a aspectos sobrenaturais, mágicos e invisíveis. Instintivos e bastante psíquicos, os animais pressentem mudanças na energia, momentos súbitos de perigo e mesmo espíritos e seres sobrenaturais. Trabalhar com um animal familiar (não apenas gatos) sempre representou uma parte importante da bruxaria.

Alimentação: Pode ser influenciada ou não por suas relações com animais e plantas. De um modo ou de outro, nossa relação com a comida é muito significativa, pessoal e, muitas vezes, cultural. Há bruxas que aplicam comportamentos conscientes e intuitivos a suas escolhas e necessidades alimentares, usando a comida para manter uma conexão com o próprio corpo. Para muita gente, a alimentação pode também constituir uma forte conexão com o ambiente em que se vive e sua herança ancestral.

Minerais e cristais: Os minerais e cristais de ocorrência natural variam imensamente de um lugar para outro; por serem muito antigos, também nos conectam através do tempo e do espaço. A tecnologia digital que liga todos nós não seria possível sem o quartzo. É por isso que os minerais e cristais com frequência recebem nomes de anciãos ou guardiões dos registros.

A Terra: Pode parecer óbvio, mas, se você quer comungar com a Terra, tente dizer um "oi". Às vezes, é algo tão simples quanto sentar-se ao ar livre, abrir o coração e a mente, e esperar uma resposta.

Bruxaria e geografia

Não se surpreenda se sua prática se alterar caso você se mude ou viaje para outro lugar, mesmo dentro de seu país ou de sua região. Minha cidade está localizada ao longo do trajeto da Ferrovia Clandestina, então há muitos praticantes do *hoodoo* (ver Glossário, página 167), mas, a duas horas de distância, em London, província de Ontário, cidade conhecida por suas florestas, é bem comum encontrar praticantes druídicos que cultuam as árvores. A magia da cidade de Salem, Massachusetts, inspira-se nas práticas inglesas dos tempos coloniais, em virtude dos infames julgamentos de bruxas que ocorreram ali em 1692. Na Louisiana, afrodescendentes combinaram suas tradicionais práticas religiosas africanas com santos e rituais cristãos para evitar perseguições, e assim surgiu o vodu de Nova Orleans. Em Nova York, uma viagem nos leva à vila de Lily Dale, o berço do espiritismo, que está repleta de médiuns e outras pessoas com capacidades psíquicas. As práticas mágicas são influenciadas por aspectos locais como cultura, clima, plantas, ambiente e até mesmo leis. Mantenha sempre a mente aberta para conhecer o seu ambiente natural e os tipos de energia mágica aí existentes, a fim de explorá-los.

Heróis verdes

Embora não seja necessário venerar nenhum deus ou deusa para praticar a bruxaria natural, a personificação do desconhecido é algo que sempre trouxe conforto e compreensão aos humanos. Muitos deuses antigos ajudavam a explicar como as coisas funcionavam: o Sol erguia-se por causa do deus do Sol, a Terra foi criada pela deusa dos vulcões, e até a própria terra era uma deusa da vida e da abundância. Essas histórias ainda podem servir como inspiração e como um lembrete de que houve uma época em que a magia constituía simplesmente parte da vida.

A Mãe Natureza é apenas isso — a personificação da Terra e das forças da natureza. Tenho certeza de que você já a amaldiçoou baixinho uma ou duas vezes durante alguma tempestade repentina. Há deusas associadas à Lua em quase toda cultura ou religião antiga, em todo o mundo. A Lua exerce uma atração tão grande sobre a Terra (literalmente) que é difícil ignorá-la. As fadas também representam a energia elemental e estão intimamente ligadas à natureza. Em algumas lendas, inclusive, as próprias fadas são espíritos da natureza ou semideuses. Muitas bruxas constroem casas para as fadas em seus jardins, a fim de atrair e serenar esses espíritos da natureza, e algumas lhes deixam oferendas na esperança de que ajudem as plantas a crescer.

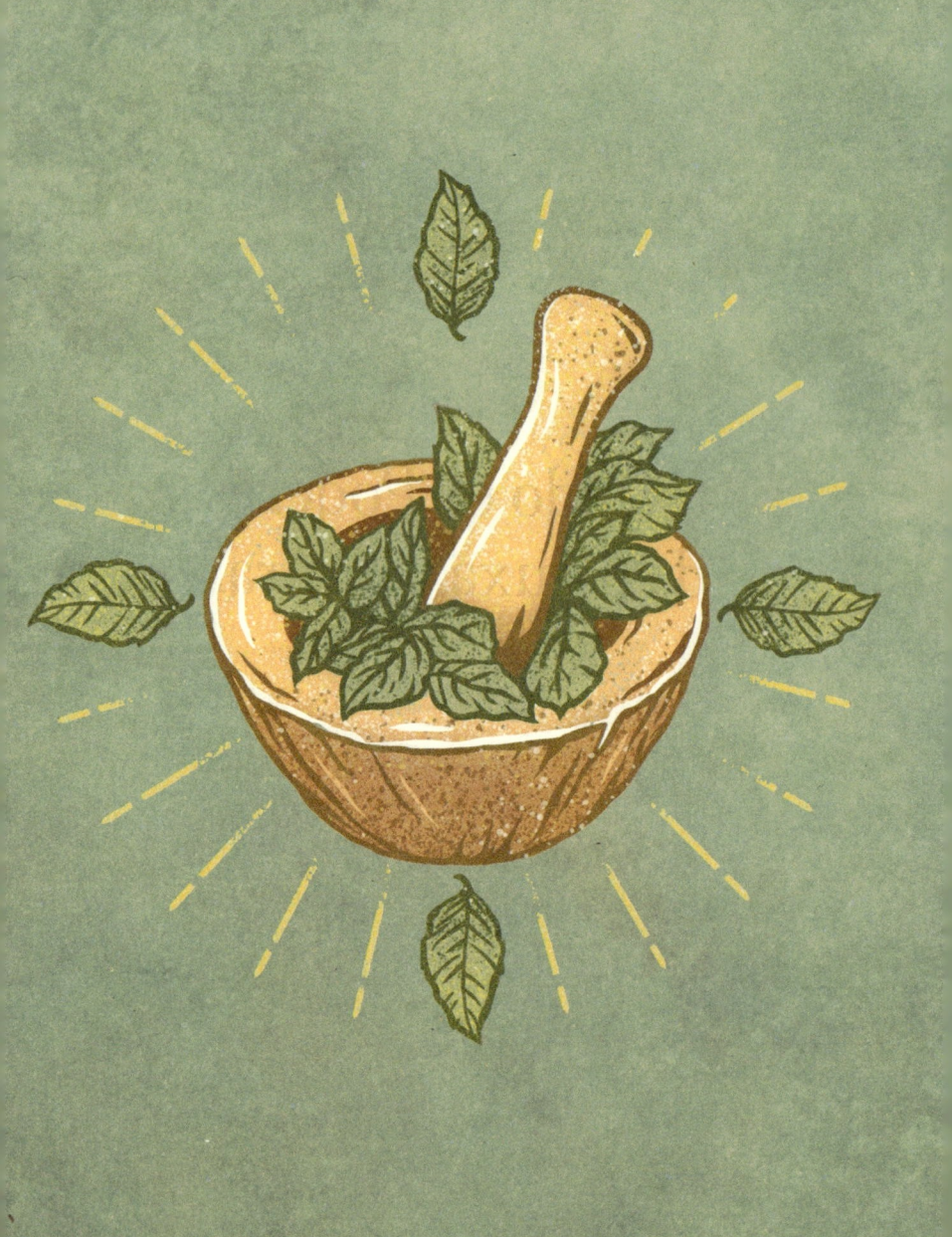

Capítulo Dois

Usando os Poderes da Bruxa Natural

Agora que você já conhece
as motivações mágicas e emocionais
por trás da bruxaria natural,
é hora de juntar seus instrumentos
e criar um espaço adequado
para trabalhar com a magia.

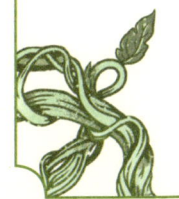

A bruxa curiosa

Achar que sabe tudo é provavelmente uma das piores pragas que você poderia lançar sobre si. A curiosidade é uma das maiores dádivas que existem; vital para a prática da bruxaria natural. Sempre há mais o que aprender, e até mesmo coisas ainda não descobertas. No momento em que você negar esse fato, perderá tudo isso. Uma boa bruxa natural está sempre aberta a novas informações, sempre disposta a dedicar tempo e energia à sua arte, e é humilde o suficiente para ouvir quem tem mais experiência. Com o passar do tempo, o conhecimento vai sendo assimilado, mas, ainda assim, você nunca saberá tudo. Confie em suas próprias experiências com a natureza e nas experiências de quem tem algo a lhe ensinar, pois isso garantirá que sua prática sempre melhore. Se este motivo não for suficiente, lembre-se de que algumas plantas e alguns minerais são tóxicos, alguns ambientes são perigosos e o orgulho pode até custar sua vida. Ter disposição para desacelerar e aprender, em vez de ter pressa e exibir-se, será muito mais gratificante a longo prazo.

Encontrando seu centro

A energia da Terra é a energia da vida em si, e é por isso que a bruxaria natural compreende uma prática espiritual baseada em ações práticas e em instrumentos disponíveis em sua vida diária. Esse tipo de bruxaria obtém do mundo ao redor sua inspiração e energia, que você pode usar para criar uma vida feliz e harmoniosa. Não há limites para o que você pode criar e realizar com a magia, mas é melhor começar com o básico. Veremos a seguir sete dos principais ramos da árvore da vida por meio dos quais a magia pode estimular o crescimento e a transformação.

- **Abundância:** Nesse ramo temos nossos empregos e objetivos profissionais, nossa relação com o dinheiro e nossa capacidade de obter as coisas que almejamos e das quais precisamos para sermos felizes. É também onde encontramos os modos pelos quais demonstramos gratidão e tudo o que partilhamos com os outros.

- **Felicidade:** Aqui encontramos as coisas que nos fazem felizes, claro, mas sobretudo o modo como encontramos a felicidade. Às vezes, a magia que mais pode lhe trazer felicidade ocorre se você se desapegar de algo e seguir em frente.

- **Harmonia:** Esse ramo é vasto, mas coexiste perfeitamente com todos os outros. É por meio da harmonia que nossas relações surgem e crescem, nossas necessidades são atendidas e descobrimos as maneiras pelas quais nos ajustamos ao mundo.

- **Saúde:** É nesse ramo que cuidamos de nós mesmos e dos outros; com saúde, encontramos nosso sustento, nossa energia e beleza. Com a magia, podemos nos curar e curar os outros, tanto o corpo quanto a alma.

- **Amor:** Esse ramo está carregado de flores e frutos que atraem todas as criaturas do planeta. É por meio do amor que alimentamos nossas relações conosco e com os outros.

- **Proteção:** Lidamos aqui com nosso lar, nossa aura, nossa segurança e nossa força. É o ramo por meio do qual superamos nossos medos e protegemos tudo o que construímos e as pessoas que amamos.

- **Sabedoria:** Esse é o ramo do conhecimento e da iluminação. A vida é uma experiência de aprendizado, e a magia pode nos ajudar a nos abrirmos para a sabedoria da Terra e promover uma profunda sensação de paz interior.

À medida que segue adiante no caminho natural, você pode descobrir que sua própria árvore tem mais ramos ou, quem sabe, menos. Talvez descubra que tem particular habilidade com alguns tipos de magia; nesse caso, os ramos correspondentes a cada tipo se tornarão maiores que os outros. Nunca se limite. Há muitos tipos diferentes de magia e muitas formas de praticá-la, mas, se você começar com essas sete, sua vida em breve florescerá.

Instrumentos úteis para a prática natural

Quando estiver reunindo todo o seu equipamento da bruxa natural, procure se lembrar de que cada pessoa cria, à sua maneira, seu caminho prático para a bruxaria. Não existe uma lista oficial de instrumentos para o altar ou o espaço de trabalho, nenhuma erva obrigatória e nenhum cristal que "não dê para viver sem". O tipo de instrumento de que você precisará vai depender de como pretende praticar, mas os que apresento a seguir são os que uso todos os dias para me conectar com a Terra e estudá-la.

- **Ervas e folhas:** As ervas são plantas pequenas, folhosas e produtoras de sementes; não têm caule lenhoso, e morrem depois do período de crescimento. São usadas principalmente na culinária, na medicina e em perfumes, porque, em geral, são saborosas e têm aroma forte e agradável. São ervas comuns o manjericão, o alecrim e o capim-limão (*lemongrass*).

- **Plantas e flores:** Você também pode optar por trabalhar com árvores, plantas de ambiente interno, frutíferas, leguminosas e flores. Há uma flor para cada ramo da magia, desde as flores para atrair o amor (rosa) até as que ajudam a enriquecer (madressilva) ou abrir o terceiro olho para o mundo psíquico (datura).

- **Pedras e cristais:** No mundo da magia mineral, o cristal é o rei, e é fácil entender por quê. Os cristais são minerais naturais, como as rochas, mas são coloridos e brilhantes e têm padrões que imitam as forças naturais. As pedras, por outro lado, são os minerais em sua forma original. Tanto pedras quanto cristais podem ser usados na magia, para conectar você à terra (aragonita), direcionar a energia para propósitos específicos (quartzo), absorver energia sua ou do espaço ao redor (obsidiana) e levar consigo para a cura (ametista).

🌿 **Caderno de notas/diário:** Fazer os encantamentos, especialmente no começo, será muito parecido com um experimento científico. Você vai precisar anotar os instrumentos e o método que empregou, as condições ambientais e cósmicas do dia em que fez o encantamento, que sensação teve na hora e, ao final, os resultados. Pode-se tomar notas digitalmente ou à mão, ou usar ambos os métodos. Inclua desenhos e esboços, registros pessoais na forma de diário e informações de referência sobre as plantas e minerais que mais utiliza. Esse será seu grimório natural.

🌿 **Vasilha à prova de fogo, fósforos e discos de carvão:** O incenso é encontrado em várias formas, como varetas, cones e também como misturas soltas de ervas e resinas que podem ser queimadas sobre um disco de carvão. Encontram-se vasilhas à prova de fogo, feitas de ferro fundido, cerâmica, latão ou cobre, na forma de um caldeirão clássico. Escolha uma da qual você realmente goste. Os discos de carvão são vendidos em pacotes com dez unidades e devem ser acesos de preferência com fósforos de madeira. Também gosto de colocar uma camada de areia no fundo, para aninhar o disco de carvão e absorver o calor.

🌿 **Almofariz:** Composto de uma tigela e um bastão (pistilo), é empregado para moer ervas e resinas, fazer pós, misturas de incenso ou medicamentos. Recomendo ter um almofariz feito de algum material pesado, como granito, para ervas e um segundo, com material mais liso, para resinas ou minerais. O metal não absorve as resinas, por isso é mais fácil mantê-lo limpo.

🌿 **Facas e tesouras:** A maioria das bruxas tem facas e tesouras destinadas unicamente ao uso com plantas mágicas e outras finalidades, mas isso depende de você. As bruxas de cozinha, que trabalham com ervas culinárias e alimentos mágicos, usam uma única tesoura. Mantenha facas e tesouras sempre afiadas e limpas, e assegure-se de que a lâmina seja sempre apropriada para o trabalho a ser feito.

🌿 **Potes de conserva e tigelas de vidro:** As bruxas já tinham obsessão por vidros de conserva antes que eles virassem moda. São usados para guardar plantas e ervas, bem como suas criações, como misturas de incenso ou sais de banho. As tigelas, é claro, são usadas para misturar ingredientes. O vidro não absorve nem afeta o cheiro das plantas e ervas, e as tigelas podem ser lavadas e reutilizadas.

🌿 **Algodão natural:** Pode ser encontrado e utilizado na forma de tiras de tecido, em pequenas sacolinhas, cordões ou para rechear travesseiros. É respirável, permitindo o livre fluxo de energia.

🌿 **Velas:** Por constituírem a principal representação do elemento fogo, as velas são muito populares na bruxaria. Podem ser entalhadas, untadas com óleos e ervas, e acendidas para propósitos específicos de acordo com sua cor.

🌿 **Óleos essenciais e carreadores:** Os óleos essenciais são extremamente concentrados; são produzidos com plantas ou flores com propriedades medicinais ou mágicas, e apresentam o mesmo cheiro que o vegetal original. Não é seguro usá-los diretamente, por isso devem ser misturados aos óleos carreadores, que são seguros para a pele e exalam pouco aroma próprio, como o azeite de oliva e os óleos de jojoba e de abacate.

🌿 **Corda ou cordão:** Podem ser usados para amarrar maços de ervas, para pendurá-las ou queimá-las, e também em encantamentos de nó, para atração, banimento e proteção. O cânhamo é um ótimo material para cordas ou cordões, pois a planta constitui um amplificador mágico, como você verá no Capítulo Cinco (página 85).

🌿 **Vassoura:** Sim, as bruxas de fato utilizam vassouras. Infelizmente, ainda não foi criado nenhum encantamento para fazê-las voar, mas algum dia chegaremos lá. A vassoura é usada para limpeza física e mágica, e serve como amuleto de proteção do lar quando colocada junto à porta de entrada.

🌿 **Instrumentos divinatórios:** Costumava-se chamar a leitura da sorte de adivinhação, algo que consiste em receber mensagens de espíritos, deuses ou do invisível. Cartas de tarô e de oráculo, pêndulos e bolas de cristal são instrumentos divinatórios. Você pode usar também instrumentos mais relacionados com a terra, como runas de cristal ou bastões Ogham celtas, que são feitos com madeira sagrada.

🌿 **As mãos:** Suas mãos têm um poder imenso. Elas têm a capacidade de criar e destruir, dar e receber. Você vai usar as mãos para receber energia de instrumentos naturais, como os cristais, e emiti-la carregada com sua intenção. Você deve enfiar suas mãos na terra, usando-as para colher flores e espinhos, e para movimentar a energia, de modo que é importante mantê-las saudáveis e limpas. A pomada medicinal de ervas do Capítulo Seis (página 105) é ótima para mãos maltratadas pelo trabalho no jardim, e utiliza a energia de sete ervas e plantas mágicas.

A árvore do mundo

Desde que os seres humanos começaram a partilhar entre si histórias espirituais, as árvores passaram a ter um papel de destaque. Quase todas as culturas têm uma árvore do mundo, ou uma árvore sagrada, que une toda a vida na Terra com as criaturas dos céus e do submundo. A árvore do mundo nos recorda que a magia está sempre por perto e que, quando precisamos dela, basta nos estendermos na direção das estrelas e nos enraizar na terra como uma grande árvore. No Jardim do Éden bíblico e no Jardim das Hespérides, da mitologia grega, a macieira era uma árvore sagrada, conferindo conhecimento e sabedoria a todo aquele que comesse seu fruto. A árvore do mundo nas lendas nórdicas é um freixo gigantesco denominado Yggdrasil, e seus galhos robustos sustentaram Odin enquanto este ficou pendurado na árvore, em seu sacrifício a si mesmo. Os druidas das Ilhas Britânicas consideram o carvalho sagrado e usam o abrigo de grandes arvoredos de carvalho para reuniões mágicas. Na Índia, Buda atingiu a iluminação enquanto estava sentado em meditação sob uma figueira sagrada conhecida como Sri Maha Bodhi. Embora a árvore Bodhi tenha morrido ou sido derrubada por tempestades, uma nova sempre cresce em seu lugar. Você vai conhecer todas essas árvores mágicas no **Capítulo Sete** (página 123).

Criando um espaço natural

Sua casa é seu santuário, e, quando se pratica a bruxaria natural, isso é duplamente verdadeiro. A casa serve como um lugar de poder e fonte de energia mágica, auxiliando você ao longo de seu caminho. Munido de todos os instrumentos físicos, chegou a hora de criar a energia correta ao redor de sua casa.

Fazer uma limpeza e criar um ambiente dedicado à sua prática deixa bem evidente que você está trabalhando para criar em sua vida um espaço para a espiritualidade. Não precisa ser um aposento inteiro nem uma estufa de plantas, embora possa ser. Coloque nele seus instrumentos e as plantas mágicas ou os cristais que tiver. É importante ter uma superfície plana de trabalho e um lugar para guardar coisas. Quando você tiver uma área dedicada à prática, poderá passar para o restante da casa. Para começar bem este novo caminho, você precisa de um espaço tranquilo para receber o que virá.

Os elementos no lar

O espaço de trabalho que você criou vai também servir como seu altar ou santuário, um lugar através do qual se canaliza a energia, honram-se os heróis e espíritos e se estabelecem conexões com os elementos. Meu altar serve tanto como espaço de trabalho quanto como fonte de inspiração. Isso é especialmente importante para as bruxas da cidade, como eu, que talvez tenham dificuldade para fazer contato no dia a dia com todos os elementos, mas ter em casa um oásis mágico como esse é benéfico para todos. Comece reunindo itens ou imagens que você considera que representem cada um dos elementos. A terra pode ser representada por plantas, cristais, areia, sal e madeira. A fumaça do incenso pode representar o ar, mas você também pode usar imagens de aves ou penas que caíram naturalmente. A água pode muito bem ser incorporada por meio

Limpeza energética

Ao fazer uma limpeza e livrar-se do entulho energético ou da energia parada que se acumulou, você pode eliminar também sentimentos que persistem depois de um rompimento ou mesmo a energia espiritual que já existia na casa antes de você se mudar. Pode-se limpar a energia usando fumaça, sons, movimentos e águas mágicas, e contar com a ajuda de minerais e cristais. O objetivo é preencher o ambiente com energia positiva, para que não sobre espaço para a negatividade permanecer.

As ondas sonoras ecoam entre as superfícies, removendo de seus esconderijos a energia velha, estagnada. A música também é boa para a alma: usar um sino, uma tigela tibetana ou mesmo colocar aquela *playlist* das músicas que mais adoramos — aquelas que sempre fazem você sorrir — são algumas das formas de evocá-la.

A defumação representa a forma mais popular de limpeza do ambiente, tanto em casas quanto nos campos energéticos pessoais. As ervas para limpeza, proteção e bênçãos devem ser queimadas sobre discos de carvão ou em bastões, sendo a sálvia a mais popular. Você vai aprender como fazer um bastão defumador com plantas sagradas para essa finalidade no **Capítulo Cinco** (página 85).

Arrume suas ervas, uma vasilha à prova de fogo e fósforos ou um isqueiro em seu novo espaço de trabalho. Antes de começar, estabeleça uma intenção. Qual sensação você deseja que sua casa transmita? Mantenha-a em mente. Circule com o defumador ao redor dos móveis e ao longo das paredes. Assegure-se de que a fumaça penetre embaixo dos móveis, nos cantos e *closets*, e em qualquer local onde a poeira e a energia parada possam se acumular. Percorra toda a casa até chegar à porta de entrada (ou a uma janela conveniente, se você morar em prédio) e, ao abri-la, observe a fumaça carregar todo o excesso energético para fora de sua casa e de sua vida.

de um copo de água pura, mas também ser representada por uma pequena fonte ou um aquário. Em meu altar, tenho uma estrela do mar seca e conchas dos oceanos Atlântico e Pacífico para representar a água. As velas são minhas representações favoritas do fogo, mas ainda podem ser utilizadas rochas vulcânicas ou pimentas secas.

Na prática chinesa do *feng shui*, diferentes áreas da casa são regidas por elementos específicos. Para manter equilibrada a energia do lar, os praticantes do *feng shui* colocam seu altar no centro da casa, assegurando-se de que todos os elementos estejam representados.

Os espaços abertos sagrados

Se você tem a sorte de contar com uma área exterior onde é possível manter um jardim ou uma horta, a prática em ambiente aberto pode ser bem fácil. Você pode construir um altar ou santuário ao ar livre, cultivar um jardim de bruxa e árvores com energia sagrada, e talvez até incorporar a compostagem e a energia sustentável para cuidar de sua relação com o planeta.

Para muitos de nós, isso não passa de um lindo sonho, mas não significa que uma conexão ativa com a natureza esteja fora de alcance. Como já vimos, quando você aprende a viver em harmonia com a Terra, cada espaço se transforma em um espaço sagrado.

As plantas, ervas e flores mais importantes sobre as quais precisamos aprender são aquelas que existem no lugar onde você vive. Quais tipos de árvores crescem em sua vizinhança? Quais são as espécies de flores nativas? Existem plantas e cogumelos venenosos com os quais possa topar? A energia dos vegetais está à sua volta, e você tem o privilégio de poder interagir com eles em todos os estágios do crescimento, aprendendo exatamente como funcionam.

Ao frequentar espaços naturais públicos, como parques, trilhas e praias, é importante agir de forma respeitosa com as demais pessoas e com o ambiente. Uma boa orientação é "tire apenas fotos e deixe apenas pegadas". Não é uma boa ideia causar danos em nome de sua busca espiritual. Áreas públicas não são o lugar certo para rituais que incluem acender velas ou queimar incenso, ou que exigem grande número de instrumentos e materiais. Você pode criar um altar ou santuário portátil usando uma caixa pequena na qual irá colocar símbolos elementais, um pouco de sal ou sálvia para purificação, um cristal multivalente como o quartzo transparente e talvez suas cartas de tarô ou runas. Mantenha somente o necessário em seu altar "para viagem", planeje seus rituais de acordo com o espaço disponível e trabalhe com a energia do ambiente natural.

O jardim da bruxa

Não importa onde você mora ou quais plantas são nativas de sua região, sempre é possível ter seu próprio jardim de bruxa. Mesmo sendo iniciante e dispondo de pouco espaço, você pode cultivar ervas incríveis com finalidades culinárias, medicinais e mágicas. Se está começando agora, escolha uma planta adequada para seu espaço e nível de experiência ou que sirva a um ramo de magia específico com o qual você deseje trabalhar. Dedique algum tempo a descobrir quais são as necessidades de sua planta, do que ela gosta e do que não gosta, e encontrar o lugar perfeito para ela viver. Ofereça a ela a energia do amor e do cuidado, e ela responderá à altura. Quando for colher qualquer parte dela para uso em magia, por alguns instantes, expresse sua gratidão. Uma vez que já tenha aprendido a cuidar de sua planta mágica e a usá-la, fique à vontade para trazer outra, e repita o processo.

Para ter um jardim de bruxa maior, você vai precisar de um certo planejamento prévio. A princípio, escolha o ponto onde quer instalar seu jardim e observe a quantidade de luz — solar e lunar — e de chuva que ele recebe, e também observe quais são os animais que ali vivem. Faça uma limpeza energética do local, por defumação, da mesma forma como fez na casa, ou enterre seis cristais de quartzo em um círculo ao redor do futuro jardim.

Lua cheia na praia

A Lua tem uma ligação muito próxima com o elemento água e as marés oceânicas. Na noite da lua cheia, pegue seu altar portátil, uma garrafa com água para beber, um pote de vidro e uma manta para sentar-se em cima. Escolha um local iluminado pela Lua, onde possa sentar-se sem ser incomodada. Coloque os itens do altar e a garrafa com água na manta à sua frente, de modo que sejam banhados pelo luar. Essa é uma maneira simples de limpar itens espirituais e de carregá-los com a energia mágica da Lua. Olhe para a água e respire no ritmo das ondas. Sinta o luar envolvendo todo o seu corpo e imagine que o inspira, trazendo-o para dentro de seus pulmões, de sua barriga e de seu coração. Imagine a mesma luz enchendo os instrumentos de seu altar e a garrafa com água. Permaneça assim o tempo que quiser. Antes de ir embora, encha o pote de vidro com a água da praia energizada pelo luar. Se for água do mar, despeje-a no umbral de casa para limpeza. Se for água doce, use-a para regar suas plantas e passar-lhes a energia lunar. Você pode tomar a água lunar da garrafa ou adicioná-la a um banho mágico quando voltar para casa.

A parte mais empolgante é o planejamento da composição de seu jardim de bruxa. Você pode selecionar plantas que tenham, cada uma, uma energia ou um propósito específico, como abundância ou amor. As bruxas psíquicas talvez queiram cultivar um jardim da Lua, com flores que se abrem à noite e plantas que elevam a intuição e a energia psíquica. As que têm o desejo de curar podem se concentrar nas plantas medicinais. A bruxa de cozinha pode escolher cultivar frutas, legumes e ervas culinárias para infundir com intenções mágicas todas as refeições que vier a preparar. Tenha o cuidado de verificar se as plantas que escolheu podem compartilhar o espaço e o solo, e se podem se desenvolver bem nas condições de seu terreno. Se o terreno for habitado por animais silvestres, como coelhos, que podem invadir o jardim e comer as plantas, você pode instalar uma cerca, mas as boas maneiras da magia pedem que se deixe um pouco para eles.

Uma ótima fonte de informação sobre o que e quando plantar em sua região é um almanaque, que você pode obter como livro físico ou em formato digital. Você vai ver que o calendário traz informações sobre as fases da Lua e astrológicas; isso se deve ao fato de que a atração gravitacional da Lua e o signo em que ela se encontra num dado momento podem fornecer energia à sua atividade de jardinagem. Por exemplo, a fase de quarto crescente, logo após a lua nova, é um período favorável para plantar a maioria dos cultivos que dão acima da terra, como as ervas. Você pode encontrar um guia completo para o cultivo de acordo com as fases da Lua no **Capítulo Cinco** (página 85).

As plantas que você cultiva no jardim podem ser usadas para encantamentos e rituais e para produzir incensos, poções, chás, pomadas e banhos. Seu jardim também serve como um espaço liminar — uma ponte entre nosso mundo e o mundo da magia. Use o jardim para comunicar-se com a terra, harmonizar sua própria energia e entrar em sintonia com os ciclos naturais da Terra.

Plantas de ambiente interno

Embora você possa considerar como planta de interior qualquer planta cultivada em vasos dentro de casa, esse é também o nome de um grupo específico de plantas. A maioria das espécies de plantas de interior tem a capacidade de absorver poluentes do ambiente em que estão, purificando o ar que respiramos. Além disso, há estudos que mostram que as pessoas são mais felizes quando têm plantas no local onde vivem. Embora haja plantas de ambiente interno com diferentes usos mágicos, a maioria dos benefícios trazidos por elas é emocional e energético. Muitas têm exigências bem específicas quanto ao tipo de vaso, aos níveis de umidade, fertilizantes e horas diárias de sol, e não fornecem nada que você possa usar em encantamentos e rituais. Em vez disso, o que se obtém delas é o ar mais limpo e uma fonte crescente de energia positiva.

As palmeiras tropicais trazem uma forte energia solar para dentro da casa, eliminando a energia parada e mantendo a casa a salvo de entidades espirituais desagradáveis. A violeta africana está associada ao amor e à magia, e suas vibrantes flores roxas puxam a energia lunar para dentro de casa. A babosa, ou *aloe vera*, é uma suculenta que cresce em longos pendões, e está associada à Lua e ao elemento água, porque o gel que existe no interior das folhas é refrescante e medicinal. As flores estreladas que crescem em buquês nos longos galhos pendentes da flor-de-cera produzem um néctar cujo aroma delicioso se espalha pela casa e abençoa quem o aspira.

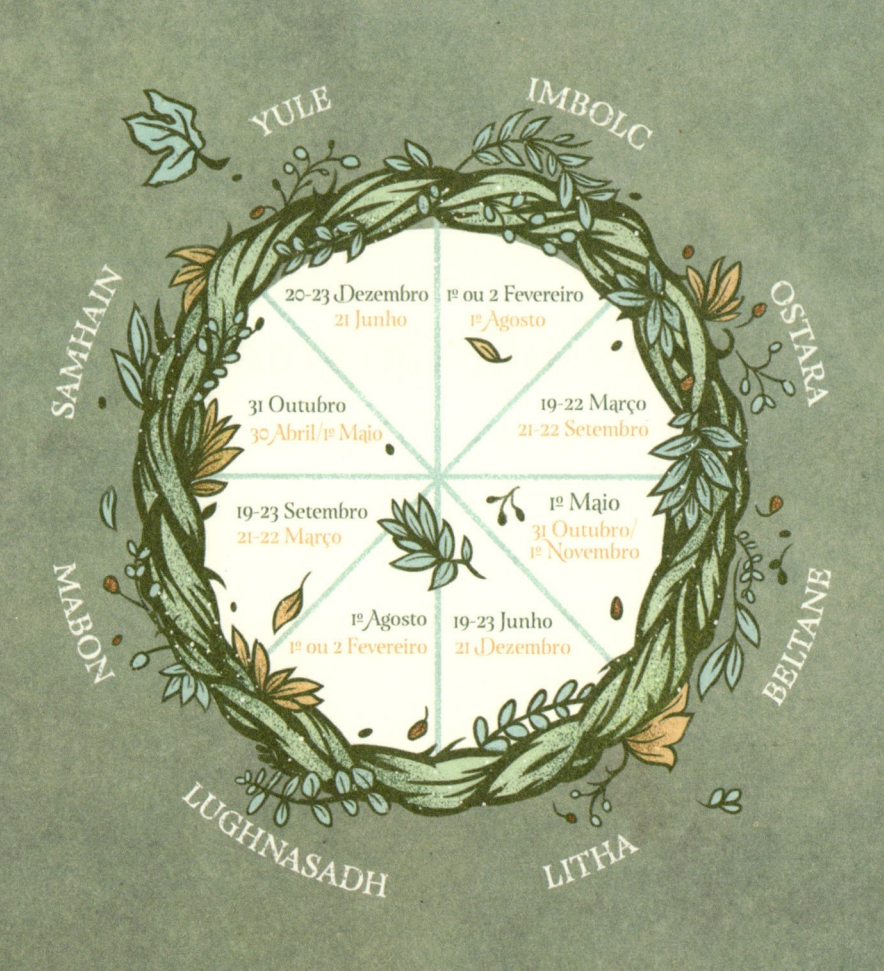

YULE

IMBOLC

SAMHAIN

OSTARA

MABON

BELTANE

LUGHNASADH

LITHA

20-23 Dezembro
21 Junho

1º ou 2 Fevereiro
1º Agosto

31 Outubro
30 Abril/1º Maio

19-22 Março
21-22 Setembro

19-23 Setembro
21-22 Março

1º Maio
31 Outubro/
1º Novembro

1º Agosto
1º ou 2 Fevereiro

19-23 Junho
21 Dezembro

Hemisfério Norte   Hemisfério Sul

Capítulo Três

A Conexão com o Mundo Natural

Conectar-se com o mundo natural
constitui o cerne da bruxaria natural.
Este capítulo explica como criar e cultivar
uma conexão forte com a natureza.

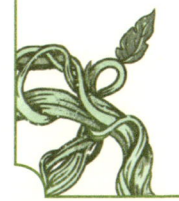

Fazendo contato

Sua conexão com o mundo natural permite-lhe o acesso à energia que existe à sua volta para fins espirituais, mas também ajuda a acessar a magia que existe dentro de você. Estudos mostram que a conexão com a natureza ajuda a reduzir a ansiedade aguda e a depressão ao mesmo tempo que aumenta a concentração e a memória. Compartilhar o espaço com plantas nos proporciona um ar mais limpo e níveis mais equilibrados de umidade. Isso, em conjunto com os efeitos psicológicos positivos da proximidade com as plantas, pode facilitar e acelerar o processo de cura. A conexão com a natureza nos torna mais felizes, mais calmos, mais inteligentes e mais fortes.

Um dos motivos pelos quais ir ao encontro da natureza ou trazê-la para nosso espaço é tão benéfico para a saúde psicológica é que isso nos encoraja a praticar a atenção plena (ou *mindfulness*). Ter atenção plena é estar focado inteiramente no momento presente; em outras palavras, é parar para sentir o perfume das rosas pelo simples prazer de fazê-lo. À semelhança da meditação, a atenção plena pode nos ajudar a entrar em sintonia com as energias invisíveis do mundo e com as belezas naturais que nos rodeiam. Estamos mais propensos a atingir esse estado de forma espontânea quando a vida natural nos cerca, mas você pode praticar de forma consciente a atenção plena com a ajuda de plantas de ambiente interno. Veja, por exemplo, a tradicional arte japonesa do bonsai. Segundo quem o cultiva, o tempo dedicado aos cuidados com a miniárvore e o emprego da intuição para decifrar o real espírito da planta eliminam a ansiedade da mente e promovem a paciência e a criatividade.

Explorando seu mundo

Falamos muito, neste livro, da magia e da energia ligadas à Terra, mas elas não existiriam sem a magia de todo o universo. Para celebrar a energia da Terra e nos alinhar a ela, precisamos primeiro compreender o pequeno papel que desempenhamos nesse universo MUITO grande. Esta seção trata de alguns dos modos pelos quais as bruxas podem conectar-se com essas energias, que com frequência parecem estar fora de nosso alcance.

Estações, solstícios e equinócios

Acompanhar as estações, os solstícios e os equinócios é um de meus pontos de partida favoritos para realizar na prática o alinhamento com a energia da Terra. A religião wicca segue um calendário conhecido como a Roda do Ano, o qual inclui oito celebrações, ou Sabbats, que homenageiam as estações do ano e suas tradições ancestrais europeias. As imagens e a ideia por trás da Roda do Ano tornaram-se amplamente aceitas por bruxas de todos os tipos como uma forma de conexão e de celebração à Terra.

Quatro dos Sabbats estão baseados nos festivais do fogo e nas lendas das mitologias celta e grega: Imbolc, para marcar o início da primavera, em 1º ou 2 de fevereiro [no Hemisfério Norte; e em 1º de agosto no Hemisfério Sul]; Beltane, para observar o início do verão, em 1º de maio [no Hemisfério Norte; e em 31 de outubro ou 1º de novembro no Hemisfério Sul]; Lughnasadh ou Lammas, para marcar o início da estação das colheitas, em 1º de agosto [no Hemisfério Norte; e em 1º ou 2 de fevereiro no Hemisfério Sul]; e Samhain ou *Halloween*, para encerrar essa estação, em 31 de outubro [no Hemisfério Norte; e em 30 de abril ou 1º de maio no Hemisfério Sul]. Essas comemorações são de natureza espiritual e emocional e, em geral, envolvem celebrar em volta de uma fogueira a conexão com a Terra.

Os outros quatro Sabbats estão baseados em eventos solares, conhecidos como solstícios e equinócios, e na mudança das estações. São eles: Ostara, ou Equinócio de Primavera, entre 19 e 22 de março [no Hemisfério Norte; e entre 21 e 22 de setembro no Hemisfério Sul]; Litha, ou Solstício de Verão, entre 19 e 23 de junho [no Hemisfério Norte; e em 21 de dezembro no Hemisfério Sul]; Mabon, ou Equinócio de Outono, entre 19 e 23 de setembro [no Hemisfério Norte; e entre 21 e 22 de março no Hemisfério Sul]; e Yule, ou Solstício de Inverno, entre 20 e 23 de dezembro [no Hemisfério Norte; e em 21 de junho no Hemisfério Sul]. Esses dias são muito especiais para muitos praticantes da bruxaria natural, pois marcam a vida e o movimento da Terra dentro do universo.

Nos equinócios, o dia e a noite têm igual duração, porque o equador alinha-se perfeitamente com o Sol, e por isso esses são os dias em que nos focamos no equilíbrio. Os solstícios marcam quando o sol está em seu ponto mais alto. Em junho, no Hemisfério Norte acontece o solstício de verão e, como resultado, ocorre o dia mais longo (e a noite mas curta) do ano, enquanto o oposto acontece no Hemisfério Sul, com o solstício de inverno e o dia mais curto do ano. Em dezembro ocorre o solstício de inverno do Hemisfério Norte, que está imerso na escuridão invernal, enquanto no Hemisfério Sul temos o solstício de verão, com o dia mais longo do ano. Nesses dias, nosso foco é a harmonia, e há sempre um elemento de celebração da gratidão pela Terra.

Esse é apenas um modo de explorar e vivenciar as estações sem a necessidade de desistir de suas festividades favoritas ou de substituí-las. Você pode acrescentar essas celebrações a seu calendário ou introduzir um pouco de seu significado e simbolismo nos dias comemorativos que já celebra, como o Natal (Yule/Litha), a Páscoa (Ostara/Mabon) e o Dia de Ação de Graças (Mabon).

O Sol, a Lua e as estrelas

Pode ser assustador e perturbador pensar naquilo que existe para além de nossa atmosfera, na vastidão do espaço. Por outro lado, saber que na verdade somos tão pequenos também nos faz lembrar que fazemos parte de algo maior. Embora pouquíssima gente tenha a oportunidade de ter uma experiência em primeira mão do cosmos, a astronomia e a astrologia permitem que você se conecte com o universo onde estiver.

A astronomia é o campo científico que aborda o espaço e as estrelas. É o estudo de planetas, estrelas, asteroides e tudo o mais que existe em nosso universo físico. Comece observando os movimentos e as ações do Sol e da Lua, e preste atenção em eventos solares como os eclipses e as mudanças de fases da Lua. Observe as estrelas, as constelações e eventos cósmicos como as chuvas de meteoros. Consiga um telescópio para obter uma visão melhor dos corpos celestes ou visite um planetário, se houver um em sua cidade.

A astrologia não é um campo científico, embora até 150 anos atrás fosse considerada uma das ciências mais antigas do mundo. Todas as civilizações conhecidas buscaram nas estrelas significados e orientação. É um campo de estudo intuitivo, que se ocupa dos movimentos e das posições dos corpos celestes e de sua influência na vida e nas emoções humanas. O horóscopo, baseado no zodíaco tropical, é apenas uma pequena parte de sua astrologia pessoal, mas é o melhor lugar para se começar. Descubra seu signo solar, ou signo principal do zodíaco, e passe a acompanhar regularmente os conselhos astrológicos (gosto de checar os meus diariamente e também os aspectos semanais e mensais). Esse é um campo de estudo muito amplo, mas o quadro "Os doze signos do zodíaco" pode ajudar você a mergulhar no tema, com algumas informações básicas sobre os signos solares.

No ambiente silvestre

Diferentes pessoas têm diferentes ideias do que é "ambiente natural". Quer prefira acampar no meio do mato ou no conforto de seu próprio quintal, você pode aprofundar seu contato com a energia silvestre do planeta. É aqui que o conhecimento que você adquiriu sobre seu ambiente natural vai se tornar útil. Você pode fazer pequenas ações, como instalar em casa comedouros para as aves ou ter no jardim plantas que atraem aves e outros animais, como os polinizadores, para sentir sua união com o ambiente silvestre.

Lembre-se de que, ao estabelecer uma conexão profunda com o ambiente silvestre, você já não se encontra mais no domínio dos seres humanos. Para permanecer em segurança em meio à natureza, busque inspiração no reino animal e use todos os sentidos, junto à sua intuição, como guia.

Mantenha sempre a humildade e a curiosidade, e será uma bruxa num piscar de olhos.

Os doze signos do zodíaco

Signo solar	Aniversário	Planeta / Elemento
ÁRIES	de 21 de março a 19 de abril	Marte / Fogo
TOURO	de 20 de abril a 20 de maio	Vênus / Terra
GÊMEOS	de 21 de maio a 20 de junho	Mercúrio / Ar
CÂNCER	de 21 de junho a 22 de julho	Lua / Água
LEÃO	de 23 de julho a 22 de agosto	Sol / Fogo
VIRGEM	de 23 de agosto a 22 de setembro	Mercúrio / Terra
LIBRA	de 23 de setembro a 22 de outubro	Vênus / Ar
ESCORPIÃO	de 23 de outubro a 21 de novembro	Plutão / Água
SAGITÁRIO	de 22 de novembro a 22 de dezembro	Júpiter / Fogo
CAPRICÓRNIO	de 23 de dezembro a 19 de janeiro	Saturno / Terra
AQUÁRIO	de 20 de janeiro a 18 de fevereiro	Urano / Ar
PEIXES	de 19 de fevereiro a 20 de março	Netuno / Água

O horóscopo celta das árvores

O horóscopo celta das árvores não é uma prática tão antiga
quanto a do horóscopo ocidental, pois constitui uma invenção do
século XX. Está baseado em um antigo alfabeto celta conhecido
como Ogham e na prática do culto às árvores sagradas,
associando tais árvores aos meses do ano. Uma data interessante
nesse calendário é 23 de dezembro, dia do solstício de inverno
no Hemisfério Norte [solstício de verão no Hemisfério Sul],
conhecido como o dia sem nome e associado ao visgo, planta
altamente tóxica. Nesse dia, que está situado entre o último
e o primeiro dia do ano, qualquer coisa é considerada possível.

Horóscopo celta das árvores

Árvore	Aniversário	Características
BÉTULA	de 24 de dezembro a 20 de janeiro	recomeços, criatividade, renovação
SORVEIRA	de 21 de janeiro a 17 de fevereiro	intelecto, sabedoria, influência, proteção
FREIXO	de 18 de fevereiro a 17 de março	encanto, magia
AMIEIRO	de 18 de março a 14 de abril	cura, criatividade, equilíbrio, fadas
SALGUEIRO	de 15 de abril a 12 de maio	amor, cura, adivinhação
ESPINHEIRO-BRANCO	de 13 de maio a 9 de junho	fertilidade, criatividade, nova vida, amor
CARVALHO	de 10 de junho a 7 de julho	sabedoria, liderança, poder divino
AZEVINHO	de 8 de julho a 4 de agosto	proteção, paciência, resistência
AVELEIRA	de 5 de agosto a 1 de setembro	inspiração, criatividade, prosperidade
VIDEIRA	de 2 a 29 de setembro	crescimento, expansão, eternidade
HERA	de 30 de setembro a 27 de outubro	evolução espiritual, empatia, habilidade psíquica
JUNCO	de 28 de outubro a 24 de novembro	ancestrais, limpeza, banir negatividades
SABUGUEIRO	de 25 de novembro a 22 de dezembro	cura, fadas, proteção
VISGO	23 de dezembro	solstício de inverno (hemisfério norte), dia sem nome, qualquer coisa é possível

Por terra e por mar

A vida em ambiente terrestre é uma experiência muito solar, enquanto a vida nos mares é regida pela Lua. Existe uma associação entre a Lua e o elemento água, ao qual são conferidas as qualidades lunares da profundidade, da comunicação intuitiva e da beleza na escuridão. Essa não é apenas uma associação mágica. A atração gravitacional da Lua afeta o fluxo de água em todo o planeta com a força das marés. As marés consistem na subida e na descida dos níveis de água provocadas pelos efeitos combinados da força gravitacional da Lua e da rotação da Terra. As maiores marés do mundo são observadas na baía de Fundy, entre New Brunswick e a Nova Escócia, na costa leste do Canadá. Todos os dias, mais de 2 bilhões de toneladas de água correm para dentro e para fora da baía, proporcionando uma diferença nesse movimento de 16 metros. Além de o nível da água elevar-se tanto, também desce na mesma proporção, expondo parte do fundo oceânico.

Conectar-se com a natureza aquática pode ser um desafio, dependendo de onde você mora, e é por isso que tanta gente viaja para destinos famosos para a prática do mergulho e visita aquários comerciais como formas de explorar as profundezas e de conectar-se com as criaturas que ali vivem.

Fazendo o aterramento

O aterramento é um dos métodos mais importantes pelos quais as bruxas naturais tanto recebem quanto liberam a energia mágica. Constitui uma prática meditativa na qual é criada uma conexão com o planeta por meio de uma combinação de contato físico e visualização ou imaginação. Com isso cria-se um fio invisível que permite fazer com que a energia suba da terra para você e depois seja liberada outra vez na terra. Pense nisso como uma espécie de para-raios que ajuda a canalizar o poder da eletricidade e a neutralizá-lo quando se torna excessivo e não é seguro para ser trabalhado.

Acho útil realizar um aterramento antes e depois de qualquer prática mágica, e sempre que sinto ser necessário estabelecer uma base estável para mim. Nos momentos de ansiedade e de caos, o aterramento nos permite liberar para a terra essa energia avassaladora. Depois que descobrir a melhor maneira de fazer seu aterramento, você vai sentir quando estiver precisando dele.

Meu modo favorito de aterramento é por meio da conexão com cada um dos elementos. Faço isso focando em cada um deles, na sensação que transmite, em seu cheiro ou em seu som. Vamos tentar agora:

1. Comece colocando-se em uma posição confortável, se possível com os pés apoiados no chão (o ideal seria estar ao ar livre, mas esta prática pode ser feita em qualquer lugar, pois, na verdade, você nunca está tão longe dos elementos como pode parecer). Feche os olhos, solte os ombros, relaxe a mandíbula e deixe os braços penderem ao longo do corpo. Permita que as costas e as pernas se acomodem e fique confortável.

2. Inspire lentamente pelo nariz e expire pela boca. Concentre-se na sensação do ar entrando pelas narinas e enchendo seu pulmão e sua barriga. Deixe o ar sair e sinta-o passando pelos dentes e pela língua. Faça isso quatro vezes.

3. Continue respirando, agora com a atenção voltada para o calor do fogo. Sinta o calor do Sol que brilha acima de você ou pela janela, ou o calor que irradia de seu próprio corpo. Recorde alguma vez em que você se sentou diante de um fogo vivo e pôde sentir o calor dele no rosto e nas pernas. Inspire e expire quatro vezes, devagar, permitindo que todo o seu corpo sinta calor.

4. Refresque-se com a energia fresca da água. Lembre-se da sensação de colocar os pés no oceano ou num lago em um dia tranquilo. Sinta a água fresca batendo com suavidade ao redor de seus tornozelos, e então em seus joelhos e depois chegando à cintura. Lembre-se da sensação de estar debaixo de uma cachoeira ou de jogar a água do mar em seu rosto — refrescante e relaxante ao mesmo tempo. Respire profundamente quatro vezes e sinta o cheiro do sal ou das algas marinhas.

5. Preste atenção no que está a seu redor. Você está em uma praia, sentindo o sopro de uma brisa, o calor de uma fogueira e a areia entre os dedos do pé? Ou talvez tenha acabado de sair de um delicioso banho de banheira, circundado por velas bruxuleantes. Sinta o chão sólido debaixo dos pés, sustentando você neste momento e em todos os que virão. Ouça o murmúrio da terra abaixo de si e ao seu redor e saiba que você está segura, amparada e conectada ao planeta. Inspire pelo nariz e sinta o aroma da grama recém-cortada. Expire, compartilhando com as árvores sua respiração, que elas usarão para produzir oxigênio. Respire profundamente mais três vezes e, quando estiver pronta, abra os olhos e retorne para o momento presente.

O convite à energia

Se quer convidar os elementos a seu espaço de trabalho para usá-los na magia, o aterramento é um ótimo ponto de partida, mas você também pode usar representações táteis de cada elemento.

O elemento terra pode ser representado por uma tigelinha com terra, areia ou sal, ou pela presença de plantas e pedras. No tarô, o naipe da terra é representado por discos ou pratos feitos de cerâmica, argila ou metal fundido. Alimentos também são poderosos símbolos da terra. Todos esses símbolos podem ser combinados como você desejar.

O elemento ar pode ser evocado com um incenso, um leque, sinos, sinos de vento e penas de aves caídas de forma natural. O naipe de espadas representa o ar no tarô, e a faca ou a tesoura de seu conjunto de ferramentas têm a mesma energia.

Quanto ao elemento fogo, em geral, é representado por velas, mas você pode também incluir itens como pimentas, rochas ou areia vulcânicas, ou imagens de dragões. No tarô, o naipe de paus simboliza o fogo. Se você usa uma varinha de madeira, ela também pode ser seu símbolo do fogo; assim como o próprio ás de paus das cartas de tarô.

Coloque um copo com água pura em seu altar para representar o último elemento físico. O naipe de copas representa o símbolo elemental da água no tarô, e algumas bruxas têm uma taça ou um cálice especialmente reservados para a água mágica. Utilize ainda conchas, algas ou pedaços de madeira trazidos pelas ondas, ou mesmo imagens de praias e de criaturas marinhas. As sereias, com seus espelhos mágicos, simbolizam a água e são particularmente poderosas em magias de beleza e de amor.

Sentindo a energia

Durante sua prática, toda bruxa natural faz a mesma pergunta: "Qual a sensação que a energia causa?". Eu queria ter uma resposta concreta, mas a verdade é que a sensação é diferente para cada pessoa. Nossos sentidos psíquicos, assim como os sentidos físicos, são influenciados por nossa personalidade e pelo ambiente natural, e também pela energia de quem nos rodeia. Os três exercícios a seguir visam sentir o campo colorido de energia, ou aura, de outra pessoa. Não pesquise ainda os significados das cores da aura, a fim de evitar qualquer viés no experimento. Consiga, em uma loja de materiais de construção, amostras impressas de cores de tinta com as tonalidades principais do arco-íris; a seguir, chame algum amigo ou amiga que queira saber mais sobre a própria aura.

🖋 **Comece com a observação.** Sem dizer nada, mostre para a outra pessoa cada cor e observe a reação dela. Ela sorri ou faz cara de desagrado? Entregue a ela as amostras de cores e peça que olhe uma por uma, evocando em silêncio alguma lembrança relacionada a cada cor. Com quais cores a pessoa demora mais? Por fim, erga cada amostra para a pessoa, uma de cada vez e preste atenção no que vê. Essa é uma cor que ela usa o tempo todo, ou talvez uma cor que você sabe que ela detesta? Observe para distinguir quais cores produzem reações positivas na pessoa e em você.

- **Sente-se ao lado da pessoa e coloque a mão em seu ombro (se a pessoa permitir) para interagir com a energia dela.** Mostre a ela uma cor de cada vez, mas, desta vez, falem sobre os sentimentos e as reações dela. O vermelho a faz pensar em quê? Qual lembrança está relacionada à cor verde? Fiquem à vontade para rir ou chorar e discutir cada cor com a profundidade que desejarem. Permita-se sentir o riso ou a dor dela. Observe se a pele da pessoa fica quente ou fria, se ela fica tensa e que tipo de movimentos ela faz durante a conversa.

- **Pense em todas as cores e nas reações da pessoa e escolha algumas cores que produziram uma reação positiva e que parecem adequadas para você.** Reduza-as a apenas uma e mantenha essa cor em sua mente. Concentre-se bem nela e pergunte à pessoa qual cor ela mais associa à própria identidade. Quer vocês concordem, quer tenham escolhido cores diferentes, agora é o momento de pesquisar os significados das cores da aura. Como você se saiu? O que sentiu? Qual sensação teve com a energia da outra pessoa?

A energia à nossa volta está constantemente mudando, de acordo com nosso humor, nossas crenças, nossa saúde e nosso desenvolvimento espiritual, e isso inclui nossa aura. Em diferentes momentos da vida, sua aura pode mudar de cor ou de tamanho. Por exemplo, quando você abre seus sentidos psíquicos, com frequência a cor roxa aparece em sua aura ao redor do chacra da coroa.

Desenvolvendo os sentidos

Uma grande parte da bruxaria natural consiste em perceber as formas pelas quais os aspectos mágico e material interagem, e mesmo como espelham um ao outro. Isto é, falamos de nossos sentidos, tanto aqueles que usamos todos os dias nas interações com o mundo quanto os sentidos psíquicos.

Nossos sentidos fisiológicos são a visão, o olfato, o paladar, o tato e a audição. Para cada sentido há uma parte de nosso corpo que recebe os estímulos e os envia para o cérebro, onde são analisados para que as informações possam ser usadas. Como o cérebro de cada pessoa é único, também são únicas as percepções do mundo que cada um de nós adquire por meio desses sentidos. Não é diferente o que acontece com os sentidos psíquicos.

Existem mais do que cinco sentidos psíquicos, e eles são chamados de "claris", termo do qual deriva a palavra "claro".

- **A clarividência, ou "visão clara", é a visão psíquica.** Essa percepção é baseada em imagens, mas tais imagens não são visíveis para os outros ou são vistas apenas na mente. Muitas pessoas com o sentido da clarividência bem desenvolvido conseguem ver espíritos e auras, têm até mesmo visões do passado e do futuro. O chacra do terceiro olho, situado no centro da testa, processa mensagens clarividentes.

- **A clariaudiência é a audição psíquica.** Ela pode ser uma voz interior que está sempre presente ou mesmo a voz interior de outros. Para algumas pessoas, músicas, palavras e sons percebidos pelos ouvidos físicos podem servir como gatilho para a audição psíquica, que processa a informação por meio do chacra da garganta.

- **A claritangência, ou psicometria, é a capacidade de assimilar informação psíquica por meio do toque.** As bruxas que podem tocar um item e obter impressões psíquicas de sua história ou de seus donos estão processando essas impressões através da pele, mais especificamente pelos chacras da mão.

- **Existem os sentidos psíquicos do olfato e do paladar, chamados de clariolfação e clarigustação, respectivamente.** Estão entre os sentidos psíquicos menos compreendidos, mas acredito que, dada a forte ligação existente entre o sentido físico do olfato e a memória e as emoções, todos nós podemos acessar essa energia ocasionalmente. Ambos estão ligados ao chacra da garganta.

- **A intuição (claricognição) e a empatia psíquica (clarissenciência) não têm sentidos físicos correspondentes porque são sentidos emocionais.** Pessoas com intuição muito desenvolvida simplesmente sabem as coisas. Esse sentido origina-se no chacra do plexo solar. Ser um sensitivo [também conhecido como "empata"] significa sentir as emoções das pessoas ao redor como se fossem suas. Essa capacidade está conectada com o chacra do coração, e, às vezes, o sensitivo pode ter dificuldade para distinguir quais sentimentos são seus e quais pertencem a outra pessoa. Esses são os dois sentidos psíquicos mais comuns.

Para identificar e treinar seus próprios sentidos psíquicos, tente praticar este método simples, adaptado de *The Natural Psychic*, de Ellen Dugan (um livro e uma autora que recomendo para as bruxas naturais):

Pegue um baralho de tarô e encontre a carta da Lua. Escolha outras duas cartas ao acaso, feche os olhos e misture as três. Coloque-as viradas para baixo à sua frente e tente localizar a Lua. Olhe para as cartas e veja se alguma coisa se destaca. Atente para alguma voz interna que possa lhe dar alguma orientação. Preste atenção em seu plexo solar ou em seu estômago, perceba se há alguma atração por alguma carta em particular. Estenda as mãos, toque as costas das cartas e buscando identificar se recebe alguma mensagem dessa forma. Escolha uma das cartas.

Canalizando o sexto sentido

O sexto sentido, também conhecido como percepção extrassensorial (PES), é uma forma clássica de discutir os sentidos psíquicos. Na década de 1930, dois pesquisadores em parapsicologia da Universidade Duke, na Carolina do Norte, tentaram provar a existência da PES em um experimento em que o sujeito sendo testado deveria adivinhar corretamente quais eram os símbolos em um cartão escondido. Os testes não tiveram êxito, mas os cartões, denominados de cartões Zener, em homenagem a seu idealizador, desde então fazem parte da imagem de um estudo psíquico.

Em 1999, o garotinho Haley Joel Osment disse as palavras "eu vejo gente morta" no filme *O sexto sentido*, e chamou nossa atenção para outro sentido psíquico: a mediunidade. Os médiuns tendem a possuir outros sentidos psíquicos, sem dúvida, mas o que os torna únicos é sua capacidade de interagir plenamente com o mundo dos mortos. Muitos médiuns conseguem ver e ouvir os espíritos dos falecidos, tanto aqui na Terra quanto em outros planos de existência. Eles podem às vezes ajudar fantasmas e espíritos a seguirem seu caminho para o além, e podem também fazer contato com espíritos que vieram para este plano a fim de entregar mensagens a seus entes queridos.

PARTE II

Praticando a Bruxaria Natural

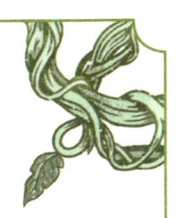

Nesta parte vamos explorar mais a fundo o uso de flores, plantas, ervas e outros elementos da natureza na prática de bruxaria natural para a cura, encantamentos etc. Explicarei como obter materiais específicos, com suas energias e finalidades mágicas. Você também vai encontrar dicas de segurança, precauções e melhores práticas, bem como exercícios práticos.

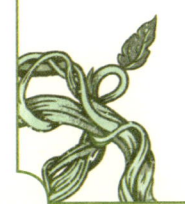

Ao selecionar ingredientes para seus encantamentos e rituais, o melhor modo de saber o que vai funcionar para você é estudar como cada um afeta o mundo natural e por sua vez é afetado por ele, e entrar em contato com sua própria intuição. As bruxas chamam isso de "correspondências mágicas". Da mesma forma que um signo do zodíaco pode nos dar uma vaga ideia de quem uma pessoa é, as correspondências nos dão o mesmo para todas as coisas, de plantas e cristais a animais e atos. Estes são alguns dos tipos comuns de correspondências para incorporar em sua prática.

Nome botânico: Este nome é parte da classificação científica das plantas; uma vez que os nomes populares podem variar muito, essa informação ajudará você a saber exatamente com qual flor está interagindo.

Elemento: Todas as flores estão associadas a pelo menos um elemento ocidental clássico: terra, ar/vento, fogo, água e éter/espírito.

Astrologia: Sim, as flores têm signos zodiacais, embora estes não sejam baseados em datas de nascimento. Cada uma está associada ao menos a um signo do zodíaco tropical, bem como a planetas.

Chacra: Cada flor ressoa com um de nossos chacras ou com mais de um, e até todos, e pode ser usada para cura ou equilíbrio.

Energias: Estes são os talentos ou a especialidade de uma flor.

Usos mágicos: Toda flor pode ser usada de várias formas e em diferentes estágios da vida. Esta seção vai lhe mostrar alguns dos usos que as bruxas dão a cada flor.

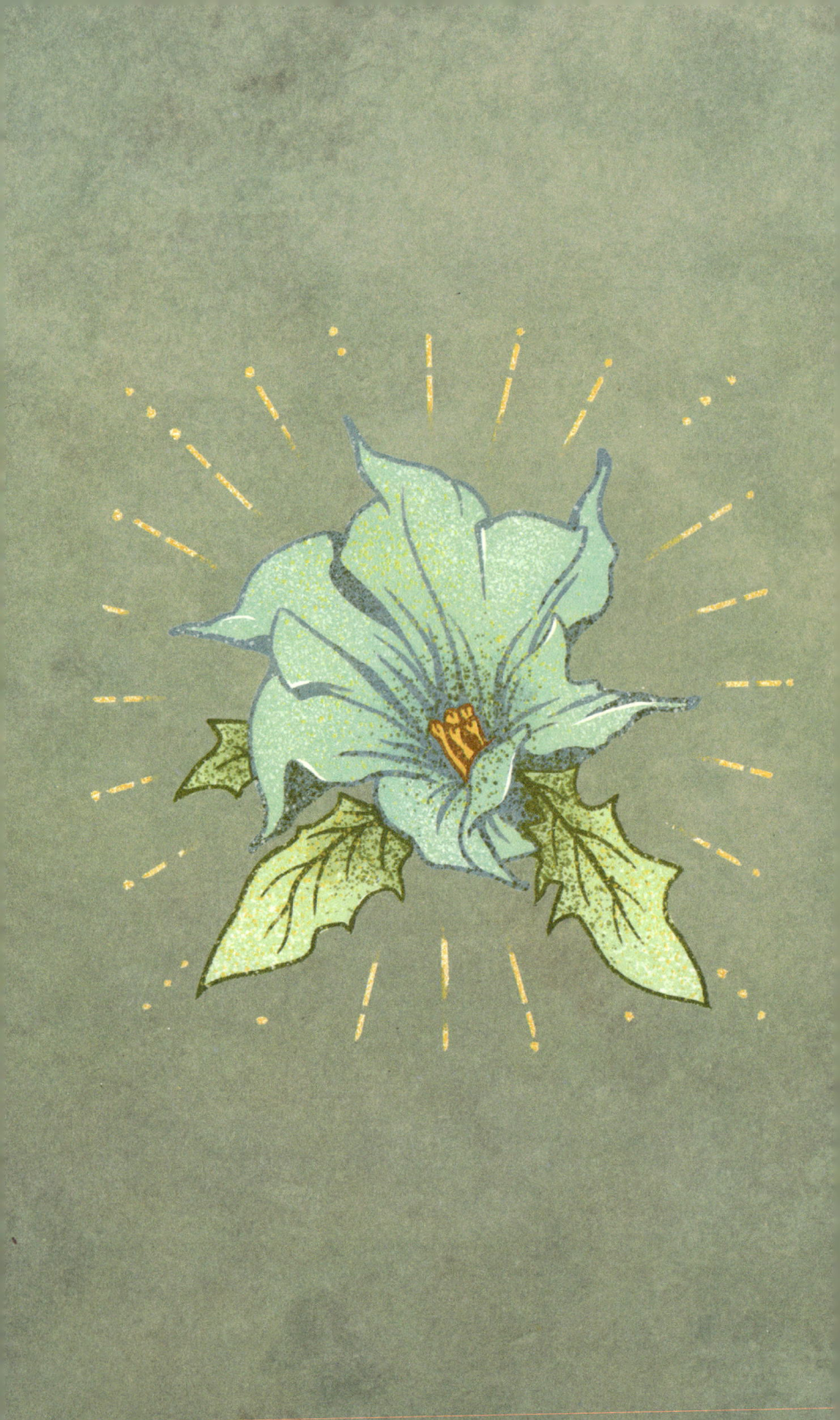

Capítulo Quatro
Florescendo com as Flores

Neste capítulo, apresentarei a você
quinze variedades de flores,
cada uma com sua própria energia
e seus usos na magia.
Com isso você terá a chance
de conectar-se com as flores
ao trabalhar em sua magia,
nas receitas e nos rituais.

Flores

As flores, como as bruxas, têm seus próprios talentos e personalidades bem característicos. Às vezes a personalidade de uma flor é bem diferente da personalidade da planta à qual está ligada. É por esse motivo que nós as discutimos separadamente. Ainda que cresçam sobre plantas, ervas ou árvores, as flores em si têm química e magia próprias.

Rosa

Nome botânico: *Rosa*

Elemento: água

Astrologia: Vênus; Libra, Touro, Câncer

Chacra: todos — coroa, terceiro olho, garganta, coração, plexo solar, sacro, raiz, mas, especialmente, coração

Energias: amor-próprio, abundância, beleza, equilíbrio dos chacras, bênçãos, magia dos sonhos, cura emocional e espiritual, relacionamentos saudáveis, proteção, purificação, amor romântico, espiritualidade

Usos mágicos: a rosa é a rainha das flores, especialista em tudo que esteja relacionado ao amor. Rosas secas ou frescas são usadas em uma grande variedade de encantamentos e rituais, bem como a água de rosas e o óleo essencial de rosa, pois diz-se que essa flor tem a maior energia positiva entre todos os seres vivos do planeta. É incrivelmente aromática e romântica.

Jasmim

Nome botânico: *Jasminum officinale*

Elemento: água

Astrologia: Netuno, Lua; Peixes, Câncer

Chacra: coroa, coração, sacro

Energias: abundância, sensualidade, atração, relaxamento, cura sexual, adivinhação, magia dos sonhos, fartura

Usos mágicos: as flores frescas de jasmim ganham vida depois do escurecer, quando soltam seu perfume inebriante; por isso o jasmim recebe o apelido de "rainha da noite" e costuma ser associado à Lua. As flores secas podem ser usadas em misturas de incenso, chás e saquinhos de mojo, enquanto o óleo essencial de jasmim é a estrela do show em banhos, perfumes e poções. Muitas bruxas modernas passaram a ver o jasmim não como uma flor lunar, mas netuniana, em virtude de seus incríveis poderes de adivinhação, desenvolvimento psíquico e magia dos sonhos.

Lavanda

Nome botânico: *Lavandula angustifolia*

Elemento: ar

Astrologia: Mercúrio; Gêmeos, Virgem

Chacra: coroa, terceiro olho, garganta, coração, plexo solar

Energias: sono, adivinhação, redução da ansiedade, consciência dos sentidos psíquicos, felicidade, purificação, clareza, limpeza espiritual, magia, harmonia, equilíbrio, cura, proteção, reconciliação, partir para outra

Usos mágicos: eu recomento a lavanda a toda iniciante na bruxaria natural graças à sua grande variedade de usos e sua ampla aceitação. Pode ser adicionada a quase qualquer trabalho mágico, para proporcionar alívio do estresse, aumentar as habilidades psíquicas, limpar a energia espiritual e trazer equilíbrio a um espaço. Você pode usar a lavanda na forma de flores secas, pode utilizar seus ramos verdes e em óleos essenciais.

Flor-de-cera

Nome botânico: *Hoya carnosa*

Elemento: ar

Astrologia: Lua

Chacra: coroa, plexo solar, raiz

Energias: alinhamento dos chacras, aterramento, proteção, magia lunar, bênçãos, intuição, destino, cura, magia das estrelas, reconciliação, estabelecer limites

Usos mágicos: essa planta de interior muito popular lança longos ramos pendentes, com folhas verde-escuras lustrosas e buquês arredondados de pequenas flores brancas em forma de estrela. Depois do anoitecer, cada flor produz uma única gota de néctar que enche o ambiente com um perfume doce e agradável. A flor-de-cera alinha todos os chacras e abre o chacra da coroa para a magia, o chacra do plexo solar para o estabelecimento de limites e o chacra da raiz para aterramento. As flores também são conhecidas como flores pentagrama, e são excelentes para a proteção do lar e pessoal.

Hibisco

Nome botânico: *Hibiscus rosa-sinensis*

Elemento: água, fogo

Astrologia: Vênus, Marte; Escorpião

Chacra: sacro

Energias: independência, liberdade, glória pessoal, sensualidade, harmonia, paixão, equilíbrio dos chacras, catalisador mágico, relaxamento

Usos mágicos: o hibisco é convidativo, atraente e amoroso, e também forte e confiante. É a união perfeita entre a natureza sensível da água e a força apaixonada do fogo. Esta flor pode ser adicionada a poções e chás para o equilíbrio dos chacras e para a atração do amor apaixonado e de experiências sensuais, ao mesmo tempo em que nos incentiva a manter nossa independência. Como catalisador mágico, as flores secas de hibisco podem ser adicionadas a quaisquer encantamentos e rituais para os quais você necessite resultados rápidos.

Girassol

Nome botânico: *Helianthus annuus*

Elemento: fogo

Astrologia: Sol; Leão

Chacra: plexo solar

Energias: radiância, felicidade, saúde, nutrição, força, verdade, solstício de verão, fertilidade, abundância, proteção, confiança, autoestima

Usos mágicos: o girassol vem sendo cultivado pelos povos indígenas do México e do Peru há mais de 4 mil anos. Os astecas cultivavam girassóis antes mesmo de cultivarem o milho, a abóbora e os feijões. Quando os espanhóis chegaram em busca de ouro, encontraram grandes plantações desta beleza solar. Com hastes grossas, que podem chegar a três metros de altura, os girassóis atraem a abundância, a felicidade e a boa saúde quando plantados no jardim.

Trevo-vermelho

Nome botânico: *Trifolium pratense*

Elemento: ar

Astrologia: Mercúrio; Touro

Chacra: garganta

Energias: beleza natural, fadas, aterramento, boa sorte, amor e desejo, cura para desilusões amorosas, saúde, proteção, abundância, confiança

Usos mágicos: as flores do trevo-vermelho podem ser usadas, depois de secas, em chás, poções, banhos e misturas de incenso. Essa flor tem uma qualidade muito atraente e é boa para atrair bênçãos e amor, bem como polinizadores, animais e fadas. O trevo tem uma longa história como planta medicinal, e pode ajudar a acelerar a cura mágica e espiritual. As folhas nascem em grupos de três, e sempre foram um talismã mágico, mas os trevos de quatro folhas são o símbolo máximo da sorte mágica.

Datura **TÓXICA**

Nome botânico: *Datura stramonium, D. innoxia, D. metel*

Elemento: água

Astrologia: Vênus, Saturno; Capricórnio

Chacra: terceiro olho

Energias: adivinhação, encanto, viagem astral, poder pessoal, espírito do lobo, disfarce, transformação, quebra de feitiços, visões, magia dos sonhos

Usos mágicos: a datura, conhecida também como trombeteira, figueira do inferno e outros nomes, tem sido associada às bruxas e aos unguentos que fazem com que as bruxas (e suas vassouras) voem. As daturas crescem na natureza, e algumas espécies são consideradas ervas daninhas, mas as flores dessas plantas podem trazer a verdadeira feitiçaria ancestral para dentro de sua vida. É possível manusear a datura, mas recomendo primeiro passar algum tempo junto dela, observando-a e prestando atenção em suas mensagens antes de tocá-la, pois a planta inteira pode ser bastante tóxica, e até mesmo venenosa.

Magnólia-branca

Nome botânico: *Magnolia grandiflora*

Elemento: terra

Astrologia: Vênus; Touro

Chacra: coração, estrela da terra

Energias: poder pessoal, fidelidade, sabedoria ancestral, vidas passadas, força, cura psíquica, relações amorosas

Usos mágicos: a magnólia-branca é uma espécie realmente antiga. Essa flor bela e perfumada existe na face da Terra desde antes do surgimento das abelhas, e é polinizada por besouros na primavera. As flores e as folhas podem ser utilizadas em qualquer magia relativa ao amor e à felicidade nos relacionamentos. Durante a floração, o perfume da magnólia-branca ativa nossa sabedoria ancestral e nos permite explorar vidas passadas.

Borragem

Nome botânico: *Borago officinalis*

Elemento: ar

Astrologia: Júpiter; Sagitário

Chacra: garganta, terceiro olho, coração

Energias: coragem, magia das estrelas, energia, otimismo, aprendizado, harmonia no lar, proteção, cura amorosa, autoexpressão verdadeira, confiança, cura e proteção empáticas, eloquência

Usos mágicos: essa bela flor azul em forma de estrela faz as pessoas se sentirem à vontade. Este é seu maior poder, pois, quando nos sentimos assim, conseguimos nos expressar melhor, assimilar novas informações, reunir coragem e curar-nos da dor. A flor seca pode ser adicionada a misturas de incensos e de ervas, e até mesmo ser utilizada como um talismã de proteção — especialmente para quem tem capacidade empática. A flores frescas podem ser cristalizadas com açúcar e consumidas sempre que você estuda magia, para ajudar na retenção de informações.

Equinácea

Nome botânico: *Echinacea purpurea*

Elemento: fogo

Astrologia: Júpiter; Sagitário

Chacra: garganta

Energias: força, amplificação, eliminação de bloqueios, cura, suporte para curadores, clarividência, habilidades psíquicas, proteção, coragem, amplificação e potência mágicas, amor, abundância

Usos mágicos: a equinácea tem muitas propriedades poderosas para a cura física, mas também proporciona um forte amparo espiritual. Pode ser adicionada a chás, banhos e misturas de incenso para ajudar a desfazer bloqueios mentais e emocionais, acessar *insights* e coragem e amparar você em sua jornada de cura. Adicione pétalas de equinácea a qualquer encantamento para amplificar a energia e abrir canais psíquicos.

Violeta-africana

Nome botânico: *Saintpaulia ionantha*

Elemento: água

Astrologia: Lua, Vênus; Capricórnio

Chacra: coroa

Energias: espiritualidade, amor, beleza, poder psíquico, proteção, aprendizado superior, equinócio da primavera, conforto

Usos mágicos: essa simpática planta de interior, com folhas aveludadas e vistosas flores roxas, tem o talento de atrair a energia espiritual positiva para uma casa. Coloque um vaso dessa violeta no peitoril da janela na noite da lua cheia para que ela absorva a energia lunar, e depois coloque as flores frescas na água do banho para invocar suas energias.

Calêndula

Nome botânico: *Calendula officinalis*

Elemento: fogo

Astrologia: Sol

Chacra: plexo solar, raiz

Energias: adivinhação amorosa, desobstrução de energia estagnada, proteção espiritual, honrar e recordar os mortos, Samhain e Dia dos Mortos, felicidade, cura do coração, sucesso, mediunidade, magia dos sonhos, boa sorte

Usos mágicos: essa é a flor símbolo da celebração do Dia dos Mortos no México, que ocorre nos dias 1º e 2 de novembro. O colorido vivo e o aroma doce da flor da calêndula guiam os espíritos até os altares e as celebrações de suas respectivas famílias. A flor seca tem propriedades medicinais e é ótima quando adicionada a misturas de incenso.

Lótus

Nome botânico: *Nelumbo nucifera*

Elemento: água

Astrologia: Lua, Vênus; Peixes

Chacra: coroa

Energias: magia do amor, clareza, criatividade, cura da depressão, purificação, transformação, crescimento espiritual, orientação, adivinhação, iluminação

Usos mágicos: a flor do lótus é um símbolo sagrado da paz e da espiritualidade na Índia desde 1400 a.C., e os egípcios tinham seu próprio lótus sagrado (na verdade, uma ninfeia). O chacra da coroa com frequência é representado por um lótus, para assinalar o ápice da iluminação espiritual.

Madressilva

Nome botânico: *Lonicera periclymenum*

Elemento: água, terra

Astrologia: Vênus; Sagitário

Chacra: sacro

Energias: ativação da intuição, cura e despertar sexual, prosperidade, boa sorte, fadas, atração de amor e sexo, encantamentos para "adoçar", atração

Usos mágicos: a madressilva é uma trepadeira cuja flor produz um néctar doce e viscoso, irresistível tanto para os animais quanto para as pessoas. É uma flor doce e sensual, mais usada quando fresca, em banhos e encantamentos para "adoçar" (isto é, fazer com que uma pessoa tenha uma predisposição favorável quanto a você)✦. Sabe-se que seu perfume carrega sonhos vívidos de amor e desejo através das janelas nas noites cálidas de verão.

✦ Ver nota da página 138. (N.E.)

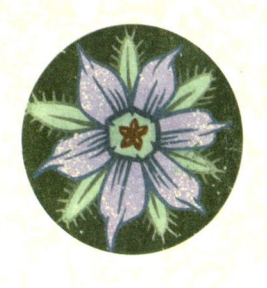

As flores na prática

Poção com trevo-vermelho para *glamour*

Essa poção combina trevo-vermelho, sal rosa e água para ajudar você a ver e projetar sua beleza natural, promover confiança e paz interior, atrair o amor e aterrar você em seu corpo.

O *glamour* é muito mais do que a beleza exterior convencional, ou que maquiagem e joias caras; é o poder de saber o quão especial você é e mostrar isso ao mundo. É também um ramo da magia por si só, que inclui encantamentos para beleza, bravura, confiança, eloquência e charme. Vamos usar o trevo-vermelho e sua conexão com a magia feérica (das fadas) dos velhos tempos, para ajudar a trazer à superfície tais qualidades em qualquer momento que você precisar.

O ideal é que esse ritual seja realizado em uma sexta-feira — que é associada a Vênus, água e beleza — e com o rosto limpo. Lave com suavidade as flores de trevo para remover qualquer sujeira antes de começar, e use água fresca e limpa.

Você vai precisar de:

- tigela de vidro
- 3 colheres de chá de sal rosa do Himalaia
- 1 xícara de água filtrada ou mineral
- 3 flores frescas de trevo-vermelho lavadas
- um frasco borrifador pequeno
- espelho
- pano limpo ou papel-toalha
- água de rosas (opcional)

1. Coloque todos os itens na frente do espelho que você mais usa, inspire profundamente e olhe de forma atenta e significativa para seu reflexo. Não se julgue. Evite analisar todas as coisas que não gosta sobre si. Simplesmente observe honestamente seu corpo físico. Agora feche os olhos e faça o mesmo com seu eu não físico — seus sentimentos, seus pensamentos e sua intuição. Como olhar para seu reflexo faz você sentir-se? Use o tempo que precisar.

2. Coloque as 3 colheres de sal rosa na tigela de vidro. Três é o número da criatividade, da mudança e da conexão com as forças naturais da magia. Despeje a água sobre o sal e mexa-a com o dedo três vezes no sentido anti-horário, para ativar a energia de limpeza do sal.

3. Pegue as 3 flores de trevo nas mãos e volte a olhar para seu reflexo. Coloque as flores na água, uma de cada vez e dizendo para cada uma algo de que gosta sobre você — por dentro e por fora — ou que a torna única, bonita ou glamorosa. Mexa a água com o dedo de novo, mas em sentido horário, desta vez para ativar a habilidade do trevo em atrair o bem para você.

4. Salpique um pouquinho da poção no espelho com os dedos e limpe-o logo em seguida, removendo junto todas as suas dúvidas e tudo o que lhe desagrada sobre si.

5. Coloque o restante da poção, sem as flores, no frasco borrifador, e borrife levemente seu rosto e corpo. Olhe novamente para seu reflexo. Vê algo diferente? mantenha a poção em um local fresco e seco por até três semanas. Descarte os trevos do lado de fora, onde houver outras flores.

> **Opcional:** se você quiser um pouco de fragrância, a água de rosas refresca e hidrata a pele e o cabelo, e é uma poderosa aliada em rituais de beleza.

Proteção da casa por plantas

As flores em forma de pentagrama da flor-de-cera, com seu néctar perfumado, fazem dela o perfeito aliado vegetal para estabelecer limites ao redor de sua casa ou de seu espaço.

As bruxas usam o pentagrama, uma estrela de cinco pontas, como um símbolo de proteção e como uma representação dos elementos.

As flores estreladas crescem em buquês arredondados que se assemelham à Lua; por isso, tente realizar este encantamento depois que escurecer na noite da lua cheia, após ter limpado espiritualmente sua casa.

Você vai precisar de:

- flor-de-cera em vaso, com flores abertas e produzindo néctar
- leque feito de papel ou tecido (que não seja seda ou cetim)
- água que ficou em seu altar ou santuário

1. Encontre um buquê da flor-de-cera em plena floração, com gotas de néctar sobre as flores. Aproveite para apreciar as flores em forma de estrela, que parecem de fato brilhar ao luar.

2. Declare sua intenção em voz alta: "você e eu vamos fortalecer os limites de minha casa, manter a mim/a minha família em segurança e permitir que apenas a energia mágica positiva entre aqui".

3. Pressione o leque aberto suavemente sobre as flores, coletando o néctar de ambos os lados.

4. Mova-se em sentido horário pela casa, desenhando um pentáculo no ar com o leque diante de cada janela e porta. Fique à vontade para invocar os elementos em voz alta — terra, ar, fogo, água e espírito — a cada vez. Você também pode abanar o leque perfumado em sua direção para proteger sua aura.

5. Volte até a flor-de-cera quando tiver terminado e dê-lhe um pouco da água de seu altar como uma oferenda de gratidão.

Sais de banho para cura sacral

Esta mistura de sal de banho é formulada para equilibrar e curar o chacra do sacro, também conhecido como chacra do sexo ou da água, situado logo abaixo do umbigo.

Você vai precisar de:

- tigela de vidro e colher para misturar
- 2 xícaras de sal do Himalaia
- 3 colheres de chá de azeite de oliva ou outro óleo carreador
- flores secas de hibisco
- 3 gotas de óleo essencial de jasmim
- 3 gotas de óleo essencial de sândalo
- 3 gotas de óleo essencial de rosa ou gerânio ou 1 colher de chá de água de rosas
- pote de vidro de conserva, para armazenamento
- óleo essencial de hibisco, sal amargo (sal de Epsom), um saquinho de algodão e flores secas de urze (opcionais)

1. Coloque 2 xícaras de sal do Himalaia, de cor rosada ou alaranjada, na tigela de vidro. Você pode substituir parte do sal por sal amargo, que ajuda no relaxamento. Adicione o azeite de oliva, 1 colher de chá por vez, e misture-o com o sal. Não deixe o azeite empoçar no fundo da tigela nem embeber totalmente o sal, apenas recobri-lo levemente.

2. Adicione um punhado de flores de hibisco — a quantidade que desejar — e misture-as com o sal e o óleo. A mistura deixará a água de seu banho com uma leve cor rosada. Coloque mais flores se quiser um pouco mais de cor.

3. Adicione os óleos de jasmim e de sândalo, 3 gotas de cada um. Ambos são muito perfumados e estão associados à energia da Lua (também alinhada com este chacra), sensualidade e cura. Adicione também 3 gotas de óleo de rosa. O óleo essencial de rosa é caro, portanto, você pode substituí-lo por óleo

essencial de gerânio, que tem aroma e energia semelhantes, ou uma colher de chá de água de rosas. A rosa reequilibra todos os chacras e facilita a cura emocional.

4. Mexa bem a mistura de sais e passe-a para o pote de vidro. Deixe-o destampado por um dia, para permitir que os sais sequem um pouco. Adicione um quarto de xícara de sais à água do banho de banheira, que deve pelo menos cobrir seu umbigo. Se não quiser ter flores secas flutuando na água do banho, coloque os sais em um saquinho de algodão e pendure-o na torneira enquanto a banheira está enchendo. Enquanto está deitada na água, imagine um belo hibisco cor de laranja lentamente desdobrando suas pétalas na área de seu chacra do sacro.

> **Opcional:** você pode adicionar óleo de hibisco, embora ele tenha pouca fragrância e talvez não seja muito perceptível. A flor de urze é tida como uma poderosa fonte de cura para quem passou por assédio ou abuso sexual.

Ritual com arco-íris de rosas para o amor-próprio

Esse ritual traz a magia das rosas para dentro de seu quarto, para recordar-lhe de que não precisa de ninguém mais além de você para encher a si mesma de amor.

Você vai precisar de:

- 1 rosa fresca de cada uma das seguintes cores:

  - azul ou lavanda, para encanto

  - branca, para purificação e recomeços

  - cor-de-rosa, para beleza e cura do coração

  - amarela, para alegria e amizade

  - laranja, para energia e confiança

  - vermelha, para amor incondicional

- rosas tingidas com as cores do arco-íris e um pote de conservas grande (opcionais)

1. Na linguagem das flores, cada cor da rosa tem um significado específico, assim como o tamanho do buquê. Seis rosas representam a necessidade que todos nós temos de sermos amados.

2. Arrume sua cama exatamente do jeito que você gosta, leve as rosas para seu quarto e feche a porta.

3. Pegue a rosa azul ou a roxa e destaque suas pétalas. Ponha o talo de lado e espalhe as pétalas sobre a cama dizendo "eu sou encantadora".

4. Continue de acordo com a lista, deixando a rosa vermelha por último.

   * Branca: "Este é um novo começo para mim".

   * Cor-de-rosa: "Eu sou bela, e meu coração está aberto".

   * Amarela: "Sou minha melhor amiga e uma amiga incrível para os outros".

   * Laranja: "Estou sempre energizada pelo amor que tenho por mim mesma".

   * Vermelha: "Eu me amo, mesmo quando os outros não me amam. Eu me amo incondicionalmente".

5. Deite-se em seu leito de rosas e desfrute da beleza delas. Aproveite esse momento para amar a si mesma.

   Opcional: Podem ser usadas também as rosas arco-íris tingidas, que podem carregar um significado especial para quem pertence ao espectro LGBTQIA+. Você pode secar as pétalas e colocá-las dentro de um pote de vidro para manter ativo o encantamento.

Travesseiro dos sonhos para adivinhação

A predição do futuro ou de coisas ocultas, por meios mágicos como bolas de cristal e cartas de tarô, é chamada de adivinhação. Seus sonhos são naturalmente uma forma poderosa de adivinhação, e este ritual pode ajudar você a recordá-los e a compreendê-los melhor.

Os travesseiros dos sonhos são um tipo de magia que pode amplificar a intuição do estado onírico, estimular você a sonhar com coisas ou eventos específicos e promover a capacidade de se lembrar melhor de seus sonhos no dia seguinte. Recomendo fazer um diário dos sonhos ou destinar uma seção de seu grimório para registrar as mensagens que recebe.

Você vai precisar de:

- 1 saquinho roxo de fechar com cordões ou 1 tecido roxo.
- linha e agulha (opcionais)
- diário dos sonhos e caneta
- algodão em bolas ou enchimento para travesseiros
- flores secas de camomila, lavanda e jasmim
- óleos essenciais de camomila, lavanda e jasmim
- infusor de chá, xícara e velas (opcionais)

1. Destine uma noite de segunda-feira para criar seu travesseiro de adivinhação, pois as segundas-feiras estão associadas à Lua e aos sonhos.

2. Coloque os instrumentos em seu altar e, caso queira, acenda algumas velas para criar uma atmosfera aconchegante e confortável. Se estiver costurando o travesseiro, primeiro feche três lados e faça uma espécie de saco.

3. Abra seu caderno de notas ou diário em uma página em branco e escreva sobre o que deseja sonhar ou sobre qualquer problema a respeito do qual você gostaria de ter mais clareza. Talvez queira perguntar algo em relação a algum relacionamento ou trabalho.

4. A seguir, comece a encher o travesseiro com o algodão, mas pare quando estiver pela metade.

5. Pegue um punhado de cada erva — camomila para um sono pacífico e proteção contra pesadelos, lavanda para o relaxamento e abertura do terceiro olho, jasmim pela conexão que tem com a magia onírica de Netuno — e coloque-o dentro do travesseiro. Além de serem boas para a magia dos sonhos, essas flores têm uma fragrância que ajuda a adormecer e a relaxar.

6. Pingue 2 gotas de cada óleo essencial em um pedaço de algodão e coloque-o dentro do travesseiro.

7. Tire de seu diário a página onde anotou suas intenções de sonho, dobre-a até ficar bem pequena e coloque-a dentro do travesseiro; a seguir, termine de enchê-lo com algodão e feche o último lado.

8. Coloque o travesseiro do sonho embaixo de seu travesseiro físico e permita que os perfumes e as energias das flores embalem você em seus sonhos psíquicos.

> **Opcional:** Essas três flores podem ser usadas para fazer um chá herbal perfeito para a hora de dormir. Coloque partes iguais de cada flor em um infusor e deixe a mistura em água quente por dois minutos. Tome-a antes de deitar para ajudar a envolver todos os seus sentidos nessa magia dos sonhos.

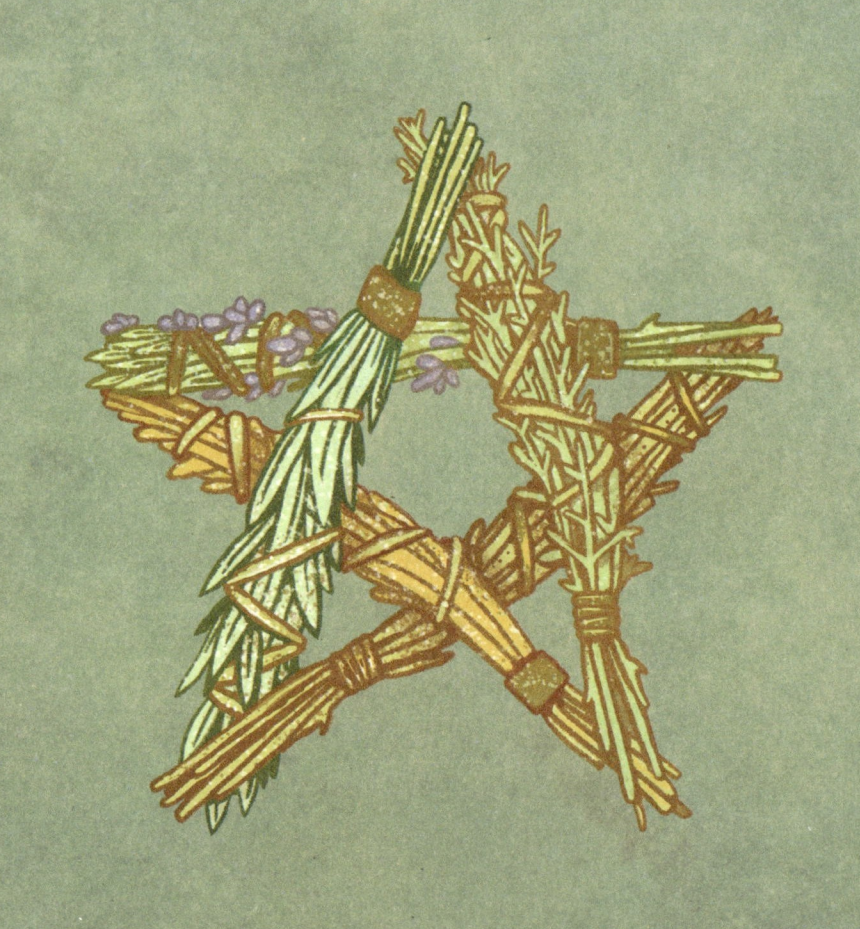

Capítulo Cinco
O Poder das Plantas

Desde tempos muito remotos
as bruxas utilizam o poder das plantas
para a magia e para a cura.
Com suas raízes firmemente plantadas na terra
e a folhagem erguendo-se para os céus,
as plantas nos conectam
tanto com o mundo físico
quanto com o espiritual.

Plantas

Embora as flores sejam de fato plantas em um sentido mais amplo, as quinze que veremos aqui são maiores e mais robustas, e na bruxaria são utilizadas outras partes da planta, como talos e raízes.

Artemísia

Nome botânico: *Artemisia vulgaris*

Elemento: fogo, terra

Astrologia: Lua; Capricórnio

Chacra: terceiro olho

Energias: poder psíquico, magia dos sonhos, cura, projeção astral, solstício de verão, visões, cura, viagens seguras, saúde da mulher, nascimento, proteção, limpeza de instrumentos mágicos

Usos mágicos: para mim, não existe erva mágica mais "bruxesca" do que a artemísia. Ela pode ser usada para fazer chá ou adicionada a misturas de defumação, para aumentar a consciência dos sentidos psíquicos, propiciar sonhos proféticos e ajudar a lembrar deles.
A artemísia é um talismã para viagens seguras, tanto em sua vida desperta quanto em sonhos. Há muito tempo é usada na medicina tradicional chinesa para aumentar o fluxo do *qi* (força da vida) em certas partes do corpo, facilitando a cura por meio do processo de moxabustão, que envolve aquecer material vegetal perto da pele humana ou sobre ela.

Sálvia

Nome botânico: *Salvia officinalis, S. apiana*

Elemento: ar, terra

Astrologia: Júpiter; Sagitário

Chacra: coroa

Energias: sabedoria, limpeza, bênçãos ao lar, longevidade, proteção, boa sorte, magia ancestral, banimento de espíritos, purificação, aterramento, clareza mental

Usos mágicos: todas as espécies de sálvia representam a sabedoria de gerações anteriores e ancestrais. Quando seca, a sálvia é queimada para eliminar resíduos espirituais de uma área, limpar a aura e dar proteção espiritual. Ela nos abre para a recepção de mensagens espirituais enquanto permanecemos firmemente aterrados.

Um de seus usos mais frequentes é para a limpeza de ambientes, contra espíritos e entidades que persistem em uma casa nova antes de sua ocupação.

Café

Nome botânico: *Coffea arabica, C. canephora*

Elemento: fogo, terra, ar

Astrologia: Urano, Mercúrio; Sagitário, Aquário

Chacra: raiz, sacro

Energias: remoção de bloqueios, adivinhação, aterramento, clareza mental, prosperidade, proteção contra pesadelos, encantamentos energizantes, acelerar e agitar as coisas, quebra de maldições

Usos mágicos: o café da manhã já é uma poção mágica que energiza você e traz clareza mental. A adição de café em grão ou mesmo de café coado pode ajudar a acelerar qualquer encantamento que você esteja fazendo e, ao mesmo tempo, ajudar você a clarificar sua intenção.

Se você não gosta de tomar café, essa planta pode ser cultivada dentro de casa, e as folhas e flores podem ser usadas para produzir igual efeito.

Damiana

Nome botânico: *Turnera diffusa*

Elemento: fogo, água

Astrologia: Vênus, Júpiter; Escorpião

Chacra: sacro

Energias: meditação, adivinhação, atração de amor e sexo, sonhos lúcidos, cura de relacionamentos, relaxamento, Beltane

Usos mágicos: a damiana é uma de minhas plantas favoritas para qualquer tipo de magia do amor, como banhos, misturas de ervas e saquinhos de mojo. Ela tem uma qualidade muito sensual e mística, talvez porque até mesmo a folha seca tem aroma de figo fresco. Pode ser usada para fazer chá ou adicionada a misturas de defumação, embora tenha um leve efeito de relaxamento físico quando fumada.

Verbasco

Nome botânico: *Verbascum thapsus*

Elemento: fogo

Astrologia: Saturno, Plutão; Capricórnio

Chacra: terceiro olho

Energias: proteção, comunicação espiritual, adivinhação, limpeza espiritual, mediunidade, magia do sonho, conexão psíquica

Usos mágicos: as folhas secas e aveludadas de verbasco constituem uma base excelente para as misturas de incenso, pois têm pouquíssimo aroma, mas muita energia mágica. O verbasco é uma erva noturna muito psíquica, usada em mediunidade e para remover espíritos de casas assombradas. Os longos talos, depois de secos, podem ser embebidos em cera de abelha e usados como tochas.

Cânhamo

Nome botânico: *Cannabis sativa*

Elemento: terra, água

Astrologia: Saturno, Vênus; Capricórnio, Gêmeos

Chacra: todos, mas especialmente o da coroa

Energias: amplificação mágica, manifestação, cura, dinheiro e abundância, limpeza de energias negativas, amor e sexo, proteção, sono, morte e despedida, comunicação com espíritos, meditação

Usos mágicos: o cânhamo, assim como seu parente psicoativo conhecido como maconha, está entre os cultivos industriais e espirituais mais antigos do mundo. As sementes de cânhamo ainda estão sendo encontradas em escavações antigas, e a planta parece ter sido importante em práticas funerárias para dar adeus aos mortos e honrá-los. O cânhamo e a maconha⁕ (onde legalizada) podem ser usados em sua prática como o equivalente vegetal de um cristal de quartzo, pois seus usos são infindáveis e podem assumir qualquer propriedade mágica de que você necessite. O cultivo do cânhamo no entorno da casa atrai dinheiro e abundância, limpa as energias negativas e promove um sono reparador e a cura rápida. Caso não lhe pareça correto, você não precisa ingerir um entorpecente para trabalhar com a energia dele, pois o cânhamo por si só pode ser usado seco em misturas de incenso e de ervas e como cordas ou cordões mágicos. Além disso, as sementes de cânhamo são saborosas e muito nutritivas, podendo ser adicionadas a quase qualquer alimento. A *cannabis sativa* tem sido usada em meditação, amor e magia sexual e na comunicação com espíritos desde tempos muito antigos, e atualmente é usada como um medicamento poderoso e polivalente.

⁕ A *Cannabis sativa* psicoativa pode ser ilegal onde você mora, portanto, sempre verifique as leis e os regulamentos locais.

Rosa-de-jericó

Nome botânico: *Selaginella lepidophylla*

Elemento: água, ar

Astrologia: Plutão; Escorpião

Chacra: raiz

Energias: abundância, ressurreição e renascimento, bênçãos, sucesso, força, transformação, atração, amor e sexo, dinheiro, cura, proteção

Usos mágicos: essa planta, que não tem nada a ver com as rosas, é uma samambaia do deserto de Chihuahua, no México, também chamada de "planta da ressurreição". Quando seca, a rosa-de-jericó parece uma planta esturricada e morta, mas, quando suas raízes são colocadas na água, a planta revive, torna-se verde e abre-se. A planta da ressurreição atrai boa sorte, amor e bênçãos a qualquer um que cuide dela.

Chá

Nome botânico: *Camellia sinensis*

Elemento: fogo, água

Astrologia: Marte, Lua; Libra

Chacra: coração, plexo solar

Energias: cura, relaxamento, aumento de energia, memória e clareza mental, coragem, dinheiro, prosperidade, amor, limpeza, cura da aura, conexão com espíritos, habilidades psíquicas

Usos mágicos: a maioria das variedades de chá — preto, verde, branco e *oolong* — é feita com as folhas de *Camellia sinensis*. Outras espécies de *Camellia* produzem flores ornamentais muito usadas em buquês e em magia, e suas associações curativas com o chacra do coração são extensivas às variedades de chá. Além de ser usado em poções e bebidas, o chá pode ser adicionado a banhos, incensos e misturas de ervas.

Fucus

Nome botânico: *Fucus vesiculosus*

Elemento: água, ar

Astrologia: Lua; Peixes

Chacra: sacro

Energias: magia marinha, saúde, vento, viagens, poder psíquico, proteção, dinheiro e prosperidade, cura psíquica, formulação de desejos

Usos mágicos: essa alga marinha comum é uma ótima representação do elemento água para seu altar e pode ser usada ainda num poderoso talismã para uma grande variedade de usos mágicos. Por ser uma excelente fonte de iodo, tem muitas propriedades medicinais, e sua energia está presente também em seus dotes mágicos.

Arruda

Nome botânico: *Ruta graveolens*

Elemento: fogo

Astrologia: Marte, Saturno; Áries

Chacra: raiz, terceiro olho

Energias: proteção, limites, visões, quebra de feitiços, remoção de entidades espirituais, poder psíquico

Usos mágicos: na magia popular italiana, a arruda representa a proteção definitiva contra o mau-olhado, que é um tipo de maldição. Seus poderes protetores abarcam os reinos espiritual, físico e emocional. A arruda pode ser cultivada no jardim com essa finalidade, mas você também pode pendurar um ramo seco em cima da porta e usar a planta seca em incensos e pós, para obter proteção. A planta viva produz uma seiva que pode causar irritação na pele, e, por isso, tanto as pessoas quanto os animais tendem a evitá-la.

Olho de salamandra / mostarda-preta

Nome botânico: *Brassica nigra*

Elemento: fogo

Astrologia: Marte, Plutão; Áries

Chacra: raiz, terceiro olho

Energias: bruxaria, poder psíquico, proteção, camuflagem mágica, Lua nova ou negra, Samhain, manutenção de segredos

Usos mágicos: ingrediente fundamental das poções das bruxas, a semente de mostarda-preta curiosamente era conhecida como olho de salamandra na época de Shakespeare. Só por isso já seria adequada para dar início a qualquer ação mágica, mas ela é especialmente útil para invocar poder psíquico e proteção. Uma pequena quantidade de olho de salamandra pode ser adicionada a misturas de incenso, mas seu cheiro é picante. Use-a para traçar um círculo de proteção em volta de sua casa na noite da Lua nova.

Canela

Nome botânico: *Cinnamomum cassia*

Elemento: fogo

Astrologia: Sol, Marte; Áries

Chacra: coração, plexo solar, sacro

Energias: paixão, criatividade, dinheiro, boa sorte, sexualidade, atração, amor, proteção do lar, vitória, aceleração, Mabon, Samhain

Usos mágicos: a canela é cálida, apaixonante, energizante e acolhedora. Você pode usá-la na forma de pó ou de paus, ou pode encontrar até mesmo grandes pedaços de sua casca para o uso em misturas de incensos e de óleos. Uma vassoura feita de canela protege o lar e atrai a prosperidade.

Hamamélis

Nome botânico: *Hamamelis virginiana*

Elemento: água

Astrologia: Saturno; Capricórnio

Chacra: coração

Energias: cura, beleza, adivinhação, iniciação, inspiração, limpeza, limpeza espiritual, cura amorosa, desaceleração

Usos mágicos: a hamamélis é uma das ervas medicinais mais utilizadas no mundo. É usada sobretudo para curar e suavizar a pele, geralmente em um tônico com álcool e água de rosas. No passado, os ramos desse arbusto de crescimento lento eram usados como bastões divinatórios — instrumentos mágicos para encontrar água —, e as folhas secas são muito boas para poções e águas.

Sorgo

Nome botânico: *Sorghum bicolor*

Elemento: terra, ar

Astrologia: Mercúrio; Câncer

Chacra: raiz, coroa

Energias: limpeza, viagem astral, proteção, magia do lar, amor, casamento, harmonia no lar, magia do sonho

Usos mágicos: o sorgo é, claro, usado para confeccionar as vassouras das bruxas. Esse capim ornamental constitui as cerdas perfeitas para vassouras, tanto para uso mágico quanto prático, e tem a capacidade de fazer a ligação entre o plano físico e o plano astral. Durante casamentos entre bruxos, é costume que os casais pulem por cima de uma vassoura especialmente decorada, simbolizando a entrada em uma nova vida, deixando a velha para trás.

Orris/Raiz da rainha Elizabeth

Nome botânico: *Rhizoma iridis*

Elemento: água

Astrologia: Lua, Vênus

Chacra: coração

Energias: atração de amor, comunicação psíquica, empoderamento feminino, adivinhação, proteção psíquica, paixão, boa sorte, cura energética, sabedoria, inspiração

Usos mágicos: a raiz de orris, ou raiz da rainha Elizabeth, vem do adorável íris-azul, flor que é utilizada para equilíbrio e limpeza espirituais. A raiz, por outro lado, é um poderoso talismã de atração, especialmente do amor e da paixão. A erva inteira ou em pó pode ser acrescentada a incensos, pós para sachês, banhos e encantamentos com velas.

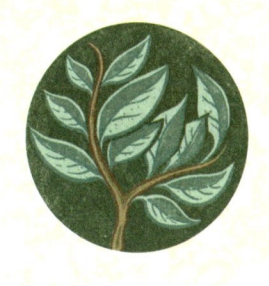

As plantas na prática

Varinha de limpeza por defumação sagrada

Com certeza você já viu bastões de sálvia que são queimados para que a fumaça limpe a energia de uma pessoa ou de um local. Tais bastões são feitos geralmente com sálvia branca, que é sagrada para muitas tribos nativas da América do Norte e usada na chamada cerimônia de *smudging* ("defumação"). A queima de ervas sagradas, porém, é uma prática comum no mundo todo, há muito tempo. Esse bastão de plantas sagradas inclui sálvia para limpeza, artemísia para proteção e aumento da intuição e lavanda para felicidade e harmonia, todas amarradas no formato de uma varinha. Essas plantas têm um imenso poder medicinal.

Ver Sálvia (páginas 86-87) para mais informações sobre as diferentes espécies de sálvia.

Você vai precisar de:

- ramos frescos de artemísia, sálvia e lavanda
- barbante (roxo, se possível)
- tesoura
- vasilha à prova de fogo e fósforos

1. Colha ou compre artemísia e sálvia frescas, das variedades que forem mais comuns onde você vive, e também ramos de lavanda com cerca de 15 centímetros de comprimento.

2. Junte as plantas com os talos apontando para você, na ordem que sentir que deve ser seguida (lembre-se de que as plantas devem ficar totalmente secas, portanto, cuidado para não compactar demais seu bastão).

3. Use o barbante para amarrar o "cabo" da varinha a cerca de 3 centímetros da extremidade, e então enrole-o dando várias voltas frouxas, subindo até a outra ponta e depois descendo de novo. Termine com um nó e corte o barbante que sobrar.

4. Deixe a varinha secar por um período entre 4 e 8 semanas.

5. Quando as ervas estiverem bem secas, acenda a ponta da varinha de limpeza por cima de sua vasilha à prova de fogo. Espalhe a fumaça ao redor da casa, para limpá-la de energias negativas e para adicionar a seu espaço a energia curativa dessas plantas sagradas.

Saquinho de proteção cimaruta

A cimaruta é um amuleto da cultura popular italiana usado como ornamento ou pendurado em casa para conferir proteção contra o mau-olhado. O saquinho mágico que descrevo aqui inclui arruda seca e talismãs de proteção.

O nome desse amuleto de proteção deriva de Saturno, planeta que rege os limites, e por isso é mais efetivo confeccioná-lo em uma noite de sábado (dia consagrado a esse planeta), em sua própria cozinha, que é um lugar de poder na magia popular italiana.

Você vai precisar de:

- saquinho de flanela vermelho, preto ou azul-cobalto
- arruda, alecrim e verbena secos
- amuletos ou contas na forma de lua crescente, mão e olho
- cordão de cânhamo
- uma chave antiga

1. Comece colocando duas pitadas de arruda no saquinho e aspire seu odor. Adicione uma pitada de alecrim para afastar as energias negativas e invocar a ajuda de ancestrais. Uma pitada de verbena reforça o elemento de proteção, sobretudo em relação ao fim de um relacionamento.

2. Acrescente seus amuletos. Você pode colocar qualquer coisa que lhe transmita a sensação de proteção. Estes são alguns dos símbolos-padrão dos clássicos amuletos cimaruta.

* Lua crescente, como símbolo da orientação divina e da intuição

* Mão, para deter qualquer praga ou pessoas que lhe desejam algum mal

* Nazar, ou olho turco, símbolo que protege contra o mau-olhado e é feito de vidro azul. Qualquer imagem que representa um olho é um símbolo contra pragas e maldições, pois você sempre estará sob um olhar atento.

3. Ative o amuleto cuspindo de leve (ou fazendo que cospe) três vezes no saquinho. Imagine a arruda revivendo e envolvendo com seus ramos protetores os amuletos do saquinho.
Enrole três vezes a boca do saquinho com o cordão de cânhamo e prenda junto a chave, para garantir que seu encantamento de proteção não impeça que portas boas se abram para você.

Encantamento de nó com corda de cânhamo

Esse encantamento usa as propriedades meditativas e de manifestação do cânhamo para realizar sua intenção. Ele usa imagens do tarô, o que o torna totalmente customizável.

Você vai precisar de:

- baralho de tarô
- cordão de cânhamo
- tesoura

- plantas, flores, ervas, cristais pequenos, penas, uma mecha de cabelo, amuletos que correspondam à sua intenção, vela ou cera de lacre, contas de cristal (opcionais)

1. Escolha uma carta de tarô que represente você. Pode ser por causa da imagem da carta ou do significado dela. Você pode também escolher uma carta ao acaso.

2. Estabeleça sua intenção e escolha uma carta correspondente. Os amantes ou o 2 de copas são bons para encantamentos amorosos; o ás de pentáculos é favorável para um novo emprego; o carro, para viagem; e o mundo, para realizações. Você também pode escolher uma carta com o que remeta ao que gostaria de ser, como a imperatriz ou o imperador.

3. Escolha intuitivamente a extensão de um cordão ou meça-o segundo algum número que tenha a ver com seu encantamento, como os números nas cartas, seu mês de nascimento ou a data de sua entrevista de trabalho. Faça nós em grupos de três a intervalos regulares, declarando em voz alta sua intenção e amarrando-a no cordão à medida que faz os nós.

4. Repita o passo anterior até chegar ao fim do cordão, e então enrole-o ao redor das cartas, atando-o por três últimas vezes, a cada uma repetindo sua intenção.

5. Leve com você esse talismã ou coloque-o em seu altar até que o encantamento se realize. Não desfaça os nós a menos que queira que o encantamento, ou o relacionamento que construiu, se desfaça. Em vez disso, remova o encantamento das cartas deslizando-o, e enterre-o na terra.

> Opcional: entre os nós do encantamento, você pode colocar contas feitas dos cristais apropriados, e usá-lo depois como pulseira ou amuleto. Você também pode usar cada nó do encantamento para amarrar itens mágicos, como folhas, penas, pequenos cristais ou amuletos.

Magia com planta da ressurreição para crescimento

Este encantamento de sete dias estimula o crescimento no amor ou na prosperidade, com a planta da ressurreição e a ágata com tons de verde. Embora a rosa-de-jericó pareça toda encarquilhada agora, no decorrer dos próximos sete dias você vai regá-la, cuidar dela e observar como cresce, quase por mágica, junto com o seu dinheiro, a sua vida amorosa e as oportunidades profissionais.

Você vai precisar de:

- um pedaço de papel e uma caneta
- tigela rasa e transparente de vidro
- pedras roladas de ágata dendrítica e/ou musgo
- água filtrada
- água de rosas
- rosa-de-jericó seca
- fotos, cartão de visita e nota bancária (opcionais)

1. Leve todos os itens para o aposento mais apropriado a suas intenções, como o quarto de dormir para amor, o banheiro para beleza e o escritório para dinheiro ou trabalho. Comece com o exercício de aterramento e tente imaginar a rosa-de-jericó abrindo-se completamente à medida que sua conexão com a terra se aprofunda.

2. Escreva em um pequeno quadrado de papel o que deseja ver crescer e assine seu nome. Se está tentando fazer florescer a relação com alguém específico ou com um empregador, pode acrescentar o nome da pessoa também. Coloque o papel sob a tigela, com as palavras que escreveu viradas para cima. Se quiser, adicione um cartão de visita de seu novo negócio ou da empresa onde deseja trabalhar, ou a foto de alguém com quem deseja ter um relacionamento mais profundo.

3. Coloque uma única pedra na tigela ou cubra o fundo com as pedras. A ágata musgo é a pedra do crescimento, especialmente no campo financeiro ou profissional, e é um filtro natural de água. A ágata dendrítica é uma pedra para o crescimento das relações e de famílias e para aproximar pessoas que vêm de longe.

4. Despeje uma camada rasa de água na tigela e adicione um pouco de água de rosas para bênçãos e energia positiva. Então coloque a rosa-de-jericó na tigela, de modo que a água mal cubra suas raízes. A cada dia, durante sete dias, troque a água, usando sempre água filtrada, e use a água velha para regar as outras plantas ou para fazer uma loção ou um *spray* para sua casa ou seu negócio. Depois do sétimo dia, deixe a rosa-de-jericó secar e descansar por três dias. Repita o encantamento com a frequência que necessitar.

Cultivando de acordo com a Lua

A força de atração da Lua, que causa as marés, afeta toda a água da Terra, incluindo a que está no solo ou no ar. As tabelas a seguir podem ajudar você a utilizar a energia da Lua para ter plantas mais saudáveis e colheitas maiores.

A Lua também se move entre as fases astrológicas a cada dois dias e meio, e este pode ser outro fator determinante dos efeitos dela sobre seu jardim (o signo lunar para cada dia pode ser encontrado no *Farmer's Almanac* ou em calendários astrológicos online — recomendo o Lunarium✔).

✔ No Brasil, o *site Personare* disponibiliza o calendário lunar com os signos, os dias e os horários. (N.E.)

Fase da Lua	Dicas de jardinagem
 **Lua nova**	Na lua nova, a força de atração puxa a água para cima e para as sementes, e o aumento da luminosidade do luar ajuda a equilibrar o crescimento das raízes e da planta.
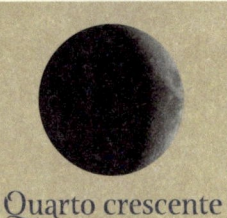 **Quarto crescente**	A umidade extra no solo faz com que o período entre a lua nova e a lua cheia seja muito bom para semear plantas que dão frutos acima da terra, como o morango, bem como flores anuais.
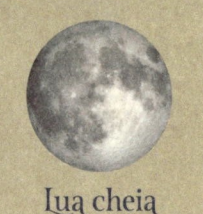 **Lua cheia**	A força de atração novamente se faz intensa, mas a diminuição da luminosidade do luar dá mais ênfase às raízes. Plante bulbos e flores bianuais e perenes. Este é também um período favorável para transplantes.
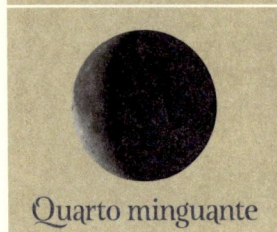 **Quarto minguante**	À medida que a lua nova se aproxima, aproveite para as podas, a colheita e a fertilização do solo. Também é um bom momento para descansar antes que o ciclo recomece.

Elemento astrológico	Dicas de jardinagem
Fogo	Estes dias são quentes, secos e áridos. Use os dias do fogo para semeadura, controle de pragas e acondicionamento de sua colheita.
Água	Estes dias estimulam um crescimento adicional, e a água movimenta-se mais. Os dias da água também são ótimos para podas e transplantes que estimulem o crescimento.
Ar	Estes são bons dias para semeadura, cultivo e colheita de ervas para secagem.
Terra	Estes são os dias mais frutíferos, perfeitos para o plantio de árvores, arbustos e trepadeiras, bem como raízes e cultivos para a alimentação. Virgem, porém, é estéril, e proporciona um tempo para o descanso.

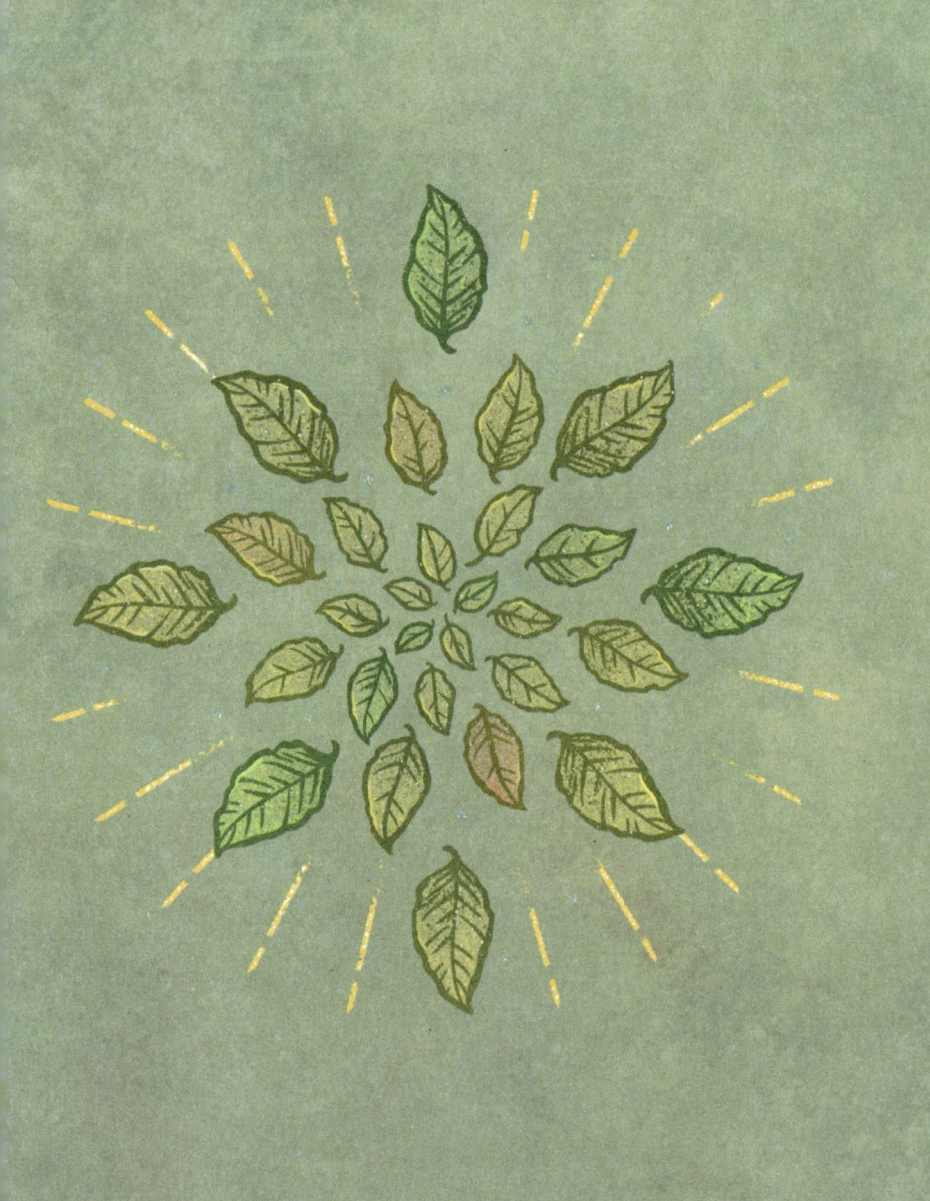

Capítulo Seis

A Cura com Ervas e Folhas

Ervas são plantas pequenas, perenes
ou bianuais, em geral,
muito aromáticas e de sabor intenso.
Podem ser misturadas
em incensos e encantamentos
ou usadas para adicionar energia
a refeições e bebidas.

Manjericão

Nome botânico: *Ocimum basilicum*

Elemento: fogo, água

Astrologia: Marte; Áries, Escorpião

Chacra: coração

Energias: riqueza, sucesso, beleza, sorte, amor, proteção, felicidade, sorte durante viagens, reconciliação

Usos mágicos: o manjericão é uma das primeiras ervas recomendadas às bruxas iniciantes por ser fácil de cultivar, colher ou comprar, e é muito útil na magia prática. Sua energia em geral é positiva e boa para atrair dinheiro e amor. Mantenha um pé de manjericão junto à porta de entrada para garantir que você sempre esteja no seu melhor quando sair de casa.

Alecrim

Nome botânico: *Rosmarinus officinalis*

Elemento: ar, fogo

Astrologia: Sol, Lua; Libra, Leão

Chacra: coração, terceiro olho, plexo solar

Energias: recordação, limpeza, força, virtude, sabedoria, proteção, banimento, lar, ancestrais, limpeza de instrumentos mágicos, amor

Usos mágicos: o alecrim é a joia do Mediterrâneo, e na Itália diz-se que ele cresce perto de casas onde vivem mulheres fortes. Tem sido associado à memória e à recordação; lembre-se de que Shakespeare declarou: "alecrim, é para recordar". Ele pode ser adicionado a banhos, saquinhos de mojo e misturas de incenso também para honrar e homenagear os mortos.

Alfafa

Nome botânico: *Medicago sativa*

Elemento: terra

Astrologia: Vênus, Júpiter; Touro

Chacra: coração

Energias: magia do coelho, prosperidade, boa sorte, aterramento, proteção contra a fome e a pobreza, abundância, cura da terra, crescimento, rapidez

Usos mágicos: a alfafa é um dos cultivos mais antigos do mundo. Seu nome significa "o pai dos alimentos", pois com ela se alimenta a maioria dos rebanhos. Pode ser queimada, levada como talismã ou adicionada a loções e *sprays* para estimular o dinheiro a fluir e impedir que se passe fome.

Cinco-em-rama

Nome botânico: *Potentilla*

Elemento: ar, água

Astrologia: Vênus, Urano; Gêmeos

Chacra: coração, plexo solar

Energias: manifestação, boa sorte, atração de dinheiro, proteção, desbloqueio, Beltane, quebra de feitiços, amor, criatividade, liberação, ambientes silvestres, atração, sonhos, adivinhação

Usos mágicos: Também conhecida como potentila ou cinquefólio, a cinco-em-rama tem tudo a ver com a atração de bênçãos, seja para o amor, o dinheiro, a sabedoria, proteção ou simplesmente para a alegria. Você pode usar a planta seca como talismã ou no incenso, e o óleo pode ser adicionado a loções para as mãos e para a casa, e a velas e lamparinas de óleo para atrair o que você busca.

Louro

Nome botânico: *Laurus nobilis*

Elemento: fogo

Astrologia: Sol; Leão

Chacra: plexo solar, terceiro olho

Energias: vitória, dinheiro, confiança, desejos, proteção, empoderamento, adivinhação, magia dos sonhos, sucesso, empoderamento para meninos, cura, limpeza espiritual

Usos mágicos: as folhas de louro são instrumentos mágicos poderosos. Podem ser queimadas sozinhas ou em misturas de incenso, e levadas consigo como talismãs, pois atraem boa sorte e bênçãos, ao mesmo tempo em que protegem contra tudo o que é negativo ou assustador. Escreva um desejo em uma folha de louro e queime-o, para garantir que se realize.

Agripalma

Nome botânico: *Leonurus cardiaca*

Elemento: água

Astrologia: Vênus; Leão

Chacra: coração, sacro

Energias: proteção, empoderamento feminino, cura, nutrição, cura espiritual, viagem astral, redução da ansiedade, confiança, longevidade

Usos mágicos: a agripalma é a "mãe" do mundo das plantas mágicas. Sua energia de nutrição, cura e empoderamento é ótima em banhos, saquinhos de proteção e incensos. Use-a em encantamentos para curar doenças físicas e emocionais e fazer com que aqueles que sofrem se sintam menos sozinhos.

Erva-de-gato (*Catnip*)

Nome botânico: *Nepeta cataria*

Elemento: água

Astrologia: Vênus, Lua

Chacra: terceiro olho, coração, sacro

Energias: amuleto, encanto, magia dos gatos, amor, atração, beleza, clareza, sono, magia dos sonhos, adivinhação

Usos mágicos: a erva-de-gato tem tudo a ver com a Lua, a noite e a fantasia. É ótima em chás, banhos, incensos e misturas para defumação e para atrair o amor. Torna a pessoa mais atraente para os outros ou a coloca no estado mental adequado para a magia. Pode ajudar a utilizar a magia dos gatos e atrair um animal familiar.

Camomila

Nome botânico: *Matricaria chamomilla, Chamaemelum nobile*

Elemento: água

Astrologia: Sol; Leão

Chacra: garganta

Energias: dinheiro, sono, boa sorte, amor, purificação, relaxamento, proteção, quebra de feitiços, saúde, proteção aos sonhos

Usos mágicos: a camomila pode ser adicionada a banhos e misturas de incenso para proporcionar um sono tranquilo, sem ser perturbações por entidades espirituais e pesadelos. Sua disposição luminosa é perfeita para a atração de boa sorte e dinheiro, para romper a escuridão e para a cura física e emocional.

Capim-limão (*Lemongrass*)

Nome botânico: *Cymbopogon nardus*

Elemento: ar

Astrologia: Mercúrio; Gêmeos

Chacra: garganta

Energias: purificação, poder psíquico, sorte, proteção, abertura de caminhos, descruzamento, Mercúrio retrógrado, magia dos sonhos, desejo, romance, limpeza, banimento

Usos mágicos: o capim-limão e seu derivado, a citronela, são ideais para dissipar a confusão, colocando ordem na energia caótica e abrindo caminhos e linhas de comunicação. Por esse motivo é um dos principais ingredientes do óleo *van van*, um dos óleos de unção mais usados no *hoodoo*. O capim-limão pode ser adicionado a óleos, banhos e misturas de incenso, e é particularmente eficaz durante períodos retrógrados de Mercúrio.

Confrei

Nome botânico: *Symphytum officinale*

Elemento: água

Astrologia: Saturno; Capricórnio

Chacra: raiz

Energias: proteção a viajantes, boa sorte, proteção, aterramento, atração de dinheiro, manter o que você tem, estabilidade, resistência

Usos mágicos: o confrei tem um poderoso efeito curativo em pomadas e compressas, e na magia proporciona proteção e boa sorte. Use as folhas e raízes secas em encantamentos para atrair ou manter o dinheiro, vender uma casa ou obter um emprego em uma localidade distante de onde você está. Passar pomada de confrei nos pés pode ajudar você a se sentir aterrada e a orientar-se em território desconhecido.

Tanchagem

Nome botânico: *Plantago*

Elemento: terra

Astrologia: Vênus, Mercúrio; Touro

Chacra: sacro, garganta

Energias: cura, força, proteção, fertilidade, invisibilidade, beleza, energia

Usos mágicos: a tanchagem é uma erva incrivelmente prolífica no mundo todo, e em geral é considerada erva daninha ou praga. Ela cresce em campos e em estacionamentos e nas frestas das calçadas. Na realidade, é uma erva muito poderosa para o tratamento de arranhões, picadas e contusões, e pode ser usada para dar uma pitada extra de energia mágica a qualquer encantamento.

Hipérico

Nome botânico: *Hypericum perforatum*

Elemento: fogo

Astrologia: Sol; Leão

Chacra: plexo solar

Energias: sorte, dinheiro, cura, felicidade, viagens, encantamentos energizantes, prosperidade, clareza mental, remoção de feitiços, comunicação, autoexpressão, abertura de caminhos

Usos mágicos: o hipérico é outra erva que tem sido usada para fins medicinais há séculos, para tudo o que se possa imaginar, desde a atenuação dos estados depressivos ao alívio da dor tópica.
Na magia, constitui um dos símbolos solares definitivos, sendo incluído em fogueiras e em incensos no solstício de verão.
Pode ser usado para fazer chá ou ser queimado como incenso.

Menta

Nome botânico: *Mentha*

Elemento: ar

Astrologia: Touro

Chacra: garganta, terceiro olho

Energias: sorte, dinheiro, cura, felicidade, viagens, encantamentos energizantes, prosperidade, clareza mental, remoção de feitiços, comunicação, autoexpressão, abertura de caminhos

Usos mágicos: embora cada tipo de menta tenha suas propriedades características, todos os tipos têm conexão com dinheiro e prosperidade, viagens e comunicação. Você pode usar a menta fresca, seca ou na forma de óleo de variados modos, que vão de banhos a incensos e *sprays* para ambientes. Alguns tipos têm um forte aroma mentolado, que é ótimo para remover bloqueios espirituais e emocionais que impeçam que suas intenções se concretizem.

Verbena

Nome botânico: *Verbena officinalis, Verbena hastata*

Elemento: água

Astrologia: Vênus; Gêmeos

Chacra: sacro, terceiro olho

Energias: proteção, purificação, amor, sono, estudo, cura, desejo, solstício de verão, inspiração, magia dos sonhos, paixão, adivinhação

Usos mágicos: a verbena proporciona proteção, amor, purificação e clareza mental. Pode ser usada para fazer chá, adicionada a banhos ou queimada em misturas de incenso. A artemísia e a verbena têm energias muito complementares e com frequência são usadas para representar o dia (verbena) e a noite (artemísia) nos solstícios. Em *Diários de um vampiro*, é dito que a verbena confere proteção contra vampiros; seria um reflexo de sua capacidade de proteger as bruxas e de sua associação com a sexualidade.

Patchuli

Nome botânico: *Pogostemon cablin*

Elemento: terra

Astrologia: Saturno; Capricórnio

Chacra: coração, sacro, raiz

Energias: aterramento, magia da terra, riqueza, fartura, sensualidade, atração do amor, fertilidade, crescimento, cura sexual, coragem

Usos mágicos: Ame-o ou odeie-o, o patchuli é a erva suprema em termos de energia da terra. Tanto a planta quanto o óleo essencial têm o aroma da terra fresca, o que torna o patchuli perfeito para aterramento e crescimento. Ele é comum em encantamentos amorosos e para a sensualidade, mas só será efetivo se ambas as pessoas gostarem de seu perfume.

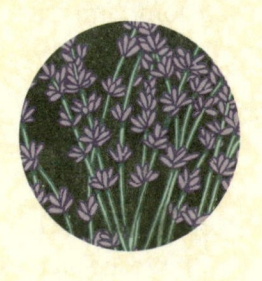

As ervas e as folhas na prática

Óleo *van van*

Essa mistura de óleos é a mais versátil que você vai encontrar durante sua prática. É uma fórmula originária do *hoodoo* e funciona de forma geral para banimento, abertura, limpeza, atração, manifestação e unção. Tudo o que você precisar, *van van* pode realizar. O nome *van* deriva de *vervain*, verbena em inglês, embora hoje em dia essa planta raramente seja incluída na receita. Gosto de acrescentar um pedacinho de verbena seca no frasco como um tributo a seu nome tradicional.

Você vai precisar de:

- 90 ml de óleo de amêndoas doces
- 9 gotas de óleo essencial de capim-limão (*lemongrass*)
- 7 gotas de óleo essencial de citronela
- frasco de vidro
- um pedaço de verbena seca
- óleos de vetiver, palmarosa, *gingergrass* e vitamina E e cristal de pirita (opcionais)

1. Misture o óleo de amêndoas doces com os óleos essenciais de capim-limão e citronela em um frasco limpo de vidro. Aumente ou diminua a quantidade de cada óleo de acordo com sua preferência.

2. Acrescente um pedaço de verbena seca, tampe o frasco e agite bem a mistura.

> Opcional: A fórmula original incluía óleos de vetiver, palmarosa e *gingergrass*, extraídos de capins ornamentais, mas eles se tornaram difíceis de obter e são muito caros. Você também pode adicionar um fragmento seco de cada erva para incluir na receita a energia das plantas. O óleo de vitamina E age como conservante de óleos carreadores e essenciais, por isso gosto de adicionar algumas gotas a todas as misturas que faço.

Chá para ressaca psíquica

Tanto os praticantes novatos quanto os experientes, podem sofrer de uma ressaca depois de utilizar por muito tempo seus poderes psíquicos. Essa mistura especial de chá restaurador inclui o energizante chá preto e ervas para clarear a mente e para o relaxamento. A receita rende várias xícaras de chá, assim, você sempre pode tê-lo à disposição quando precisar. Pode tomá-lo quente, logo que ficar pronto, ou deixá-lo em infusão por mais tempo, colocar na geladeira e tomar mais tarde.

Você vai precisar de:

- chaleira
- 6 colheres de chá de chá preto
- 2 colheres de chá de rosa mosqueta
- 2 colheres de chá de camomila
- 2 colheres de chá de menta
- 1 colher de chá de lavanda
- infusor de chá de menta ou saquinhos de chá reutilizáveis
- sua xícara de chá favorita, com pires
- lata ou saco para acondicionar a mistura
- mel ou açúcar, leite e gelo (opcionais)

1. Misture as ervas e coloque, em um infusor ou saquinho reutilizável, uma colher de chá bem cheia para cada xícara de água quente.

2. Deixe em infusão por três minutos e prove. Se desejar, pode acrescentar mais folhas de chá ou água, mel ou açúcar para adoçar, ou leite. Saboreie seu chá à vontade.

3. Agora que você já fez um delicioso chá de bruxa, seria uma pena não ler suas folhas. Deixe as folhas de chá soltas na xícara enquanto toma, tendo cuidado para não ingeri-las junto com a bebida. Quando restar apenas um golinho, segure a xícara na mão

esquerda e faça sua pergunta. Vire a xícara para baixo no pires, rodando-a para que a alça fique do lado direito. Após cerca de um minuto, desvire a xícara e procure por sinais como animais, números, criaturas míticas, letras e objetos significativos para decifrar a mensagem.

Pomada medicinal de ervas

Essa pomada para a cura física é particularmente eficaz para todos os tipos de pequenos males das bruxas, como cortes, contusões, pele seca, lábios rachados, dor de cabeça, picadas e ferroadas de insetos.

Antes de fazer a pomada, você precisará preparar uma infusão de ervas com o azeite de oliva.

Do ponto de vista mágico, essa pomada contém flores e ervas mágicas com propriedades protetoras e medicinais, que trabalham juntas para equilibrar todos os chacras. Elas também contêm o elemento da magia protetora de viagens, e por isso esse preparado é ótimo para levar nas férias.

Você vai precisar de:

- 30 gramas de ervas secas (partes iguais de folhas de confrei, flores de calêndula, tanchagem e hipérico)

- balança de cozinha pequena (opcional)

- pote de vidro de conserva de 500 ml

- 1 xícara de azeite de oliva extravirgem

- gaze e peneira

- 1 pedaço de 30 gramas de cera de abelha

- recipiente para banho-maria ou panela

- colher de pau

- xícara medidora de vidro

- 15 a 20 gotas de óleo essencial de lavanda, melaleuca (*tea tree*) ou citronela (ou uma combinação deles)

- frascos de vidros (60 ml a 120 ml) ou latinhas de alumínio (30 ml) para acondicionar a pomada

- óleo de vitamina E (opcional)

1. Misture folhas de confrei, flores de calêndula, tanchagem e hipérico até obter 30 gramas de ervas secas. É melhor usar uma balança pequena de cozinha. Coloque as ervas em um pote de vidro de conserva e adicione devagar o azeite de oliva até que chegue à borda do vidro. Certifique-se de que todas as ervas estão embebidas e tampe o pote, colocando-o em uma janela ensolarada por um período entre 3 e 6 semanas.

2. Coe o azeite em uma peneira forrada com gaze e esprema as ervas para tirar o líquido remanescente. Embora esse azeite de infusão possa ser usado dessa forma, nós o usaremos como base para a pomada.

3. Derreta a cera de abelha em banho-maria ou em uma panela com fogo bem baixo, tomando cuidado para não queimá-la; basta apenas derretê-la. Quando a cera estiver derretida, despeje sobre ela o azeite e a mantenha no fogo por um instante para aquecer, mexendo com a colher de pau. Transfira a mistura com cuidado para a xícara medidora.

4. Adicione de 15 a 20 gotas de um óleo essencial antisséptico, como lavanda, melaleuca ou citronela, e mexa um pouco.

5. Coloque a pomada nos frasquinhos ou nas latinhas onde irá guardá-la e deixe-a endurecer. Essa pomada dura entre 6 e 9 meses ou por até um ano se você acrescentar vitamina E à mistura de óleos.

Pé de coelho lunar

Traga de volta à ativa uma imitação de pé de coelho ao invocar o lendário coelho da Lua, que está ocupado misturando em seu almofariz o elixir da vida para a deusa da Lua. O método acrescenta energia mágica a esse amuleto *kitsch* sem maltratar nenhum coelho.

Você vai precisar de:

- uma imitação de pé de coelho ou pele falsa para fazer um
- tesoura
- manjericão, patchuli e alfafa secos
- um pedaço pequeno de pedra da lua
- cola para tecido ou agulha e linha
- enchimento de algodão, um pedaço de jade e pelo de coelho caído de forma natural (opcionais)

1. Sem dúvida, você já ouviu falar do "homem na Lua" (o rosto que se vê na superfície lunar), mas em algumas culturas ao redor do mundo é um coelho o que as pessoas veem na face da lua cheia. Os coelhos são espertos, rápidos e sortudos, e sempre sabem quando é a hora de se enfiar na terra.

2. Use a tesoura para fazer uma abertura na lateral do pé de coelho, suficiente para tirar um pouco do enchimento e abrir espaço para as ervas e o cristal.

3. Introduza um pouco de cada erva, uma por vez, enquanto se concentra na finalidade do encantamento.

    * Manjericão é para sorte, amor e magia.

    * Patchuli é para aterramento e fartura.

    * Alfafa, a erva do coelho, é para boa sorte e para garantir que você nunca passe fome.

4. Introduza também a pedra da lua, para acrescentar a energia mágica e curativa da Lua, e cole ou costure a abertura depois disso. Carregue sempre consigo esse amuleto, como faria com um pé de coelho de verdade, especialmente ao viajar.

    Opcional: na China, o coelho da Lua também era chamado de coelho de jade, e uma vez que o jade é uma pedra da boa sorte, é um ótimo acréscimo a esse encantamento. Se tiver um coelho de estimação, você pode recolher um pouco do pelo que sai ao escová-lo, mas antes deve pedir a ele

Encantamento com vela Nightingale para cura rápida

Batizada em homenagem à pioneira da enfermagem moderna, Florence Nightingale (apelidada de "a dama da lamparina" por cuidar de feridos de guerra à noite, indo de um quarto a outro com uma lamparina), essa vela tem como propósito aliviar e curar alguém que esteja se recuperando de doença, ferimento ou um coração partido.

Este é um método clássico de encantamento com vela e pode ser adaptado para qualquer finalidade, mudando apenas a cor da vela e os tipos de ervas e óleos empregados. Acenda a vela no quarto onde a pessoa está se recuperando, por um breve tempo, todos os dias. Se for uma doença de longa duração, você pode usar uma vela grande, como uma vela de sete dias, ou, se tiver pressa, use uma vela votiva ou uma vela comum.

Você vai precisar de:

- vela pilar branca
- algo para entalhar a vela, como um prego ou palito de dentes
- *van van* ou outro óleo de unção
- uma pitada de fucus seco
- uma pitada de agripalma seca
- castiçal de vidro

1. Entalhe o nome da pessoa para quem a vela será acesa, subindo por um lado, da base até o pavio, e descendo pelo outro

2. Pingue na mão algumas gotas do óleo *van van* (ou um pouco do óleo de sua pomada medicinal) e unte a vela, indo para cima por um lado e descendo pelo outro. Isso cria um ciclo de energia móvel que nada consegue deter, uma vez que o *van van* elimina bloqueios.

3. Salpique um pouquinho de fucus e de agripalma por toda a vela, para que transmitam a ela seus poderes de cura e reconforto, como um prato caseiro de canja de galinha.

4. Coloque a vela em um castiçal de vidro. Acenda a vela por alguns instantes, todos os dias, para acelerar a cura da pessoa, e recite a seguinte invocação: "que a dama da lamparina vele por você e lhe conceda as dádivas da saúde e do bem-estar".

5. Deixe a vela arder até o fim, para ajudar a eliminar qualquer energia ou doença restantes. Quando a vela terminar, jogue no lixo o que sobrou, para ajudar a pessoa a livrar-se por completo da doença.

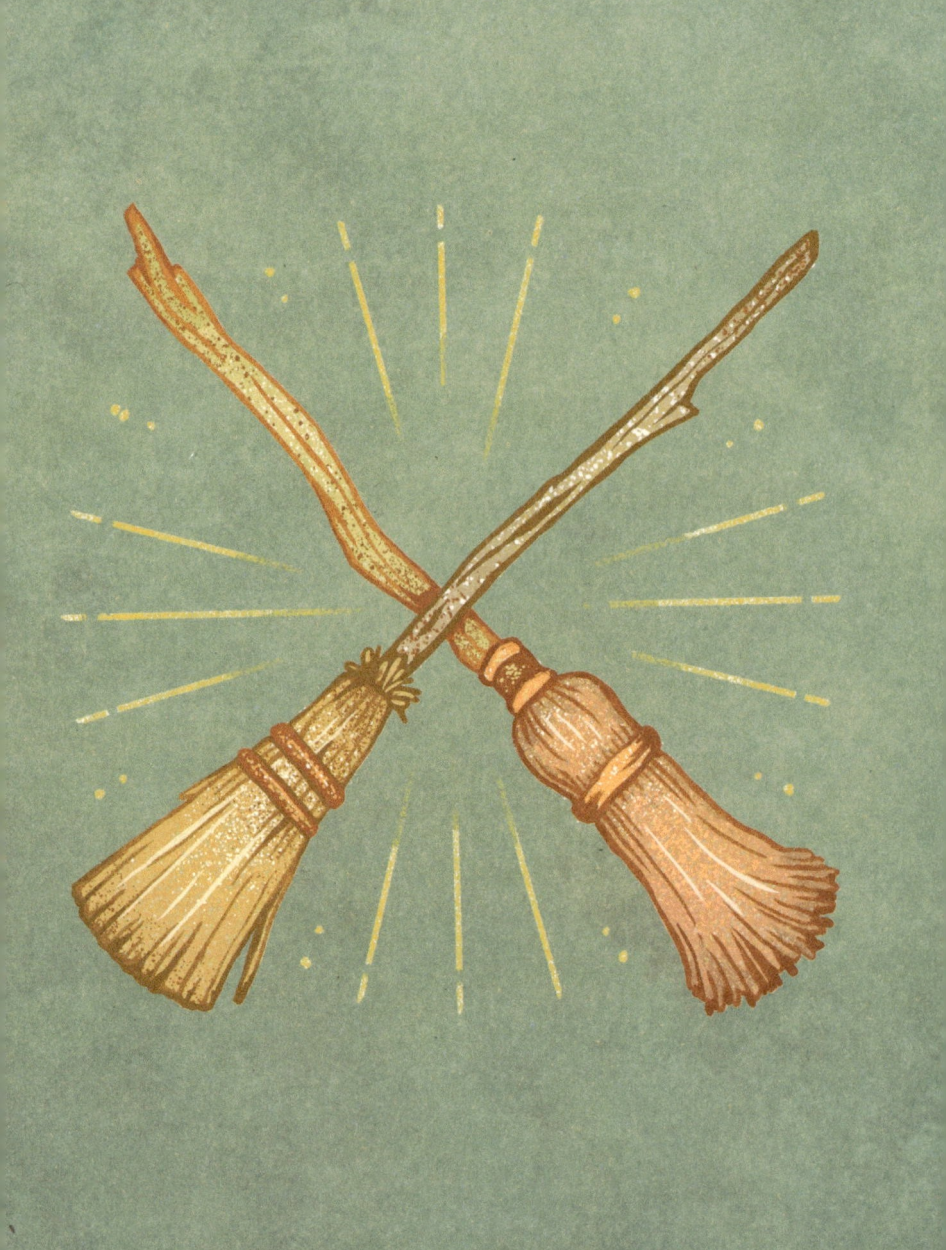

Capítulo Sete

A Sabedoria da Madeira

As árvores são vitais para nossa sobrevivência
e para nosso desenvolvimento espiritual.
Com a duração de suas vidas
chegando a milhares de anos,
esses ancestrais veneráveis
nos transmitem a sabedoria das eras.

Madeiras e Árvores

A seguir são apresentadas quinze árvores, madeiras e resinas que marcam a entrada no mundo da magia.

Bétula

Nome botânico: *Betula*

Elemento: água, fogo

Astrologia: Lua

Horóscopo celta das árvores: de 24 de dezembro a 20 de janeiro

Energias: crescimento, renovação, criatividade, proteção, recomeços, atração, iniciação, espiritualidade, escrita, manutenção de registros

Usos mágicos: a bétula é a primeira no calendário celta das árvores, e simboliza a renovação, o recomeço e a proteção. Ramos e galhos de bétula são usados para fazer vassouras e para a decoração de altares, e a madeira é queimada para nos trazer prosperidade no ano-novo. A casca fina da árvore assemelha-se ao papel e pode ser empregada para a escrita de encantamentos e invocações.

Carvalho

Nome botânico: *Quercus*

Elemento: terra

Astrologia: Sol

Horóscopo celta das árvores: de 10 de junho a 7 de julho

Energias: adivinhação, manifestação, cura, vitória, prosperidade, força, druidismo, responsabilidade, magia feérica (das fadas)

Usos mágicos: o imponente carvalho é considerado o pai de todas as árvores e da floresta. Na prática druídica moderna, é a mais sagrada das árvores. Os carvalhos crescem em grupos, formando arvoredos que, acredita-se, abrigam encontros mágicos clandestinos, tanto com humanos quanto com fadas. Seus frutos são usados como talismãs para proteção e fertilidade e para estimular um aumento da prosperidade com o passar dos anos.

Olíbano

Nome botânico: *Boswellia sacra*

Elemento: ar, fogo

Astrological: Sol

Energias: purificação, proteção, meditação, exorcismo, desenvolvimento espiritual, felicidade, riqueza, celebração espiritual

Usos mágicos: o olíbano é um incenso que tem como base a resina da árvore *Boswellia*, e tem sido recolhido e comercializado há milhares de anos. Muita gente o conhece como um dos presentes levados ao Menino Jesus pelos Três Reis Magos. Hoje, ainda é usado para desenvolvimento espiritual, proteção, purificação e como uma bênção. A árvore que produz essa resina pertence à mesma família da mirra (outro presente bíblico), do copal e do palo santo, todos muito importantes em práticas espirituais ao redor do mundo.

Castanheiro-da-índia

Nome botânico: *Aesculus hippocastanum*

Elemento: fogo

Astrologia: Júpiter

Energias: harmonia, dinheiro, paz, saúde, sorte, amor, desejo, esperança, longevidade, intuição, aterramento, equinócio de outono, segurança

Usos mágicos: essa bela árvore não é uma castanheira de verdade, por isso não tente assar seus frutos em uma fogueira. Por volta do Equinócio de Outono do Hemisfério Norte [Equinócio de Primavera no Hemisfério Sul], o castanheiro-da-índia deixa cair grandes sementes envoltas em cápsulas espinhosas, e essas castanhas são usadas como talismãs para sorte, amor e atração. A árvore tornou-se um símbolo de segurança e de conforto no lar e da esperança eterna em um futuro melhor.

🍃 O fruto do castanheiro-da-índia pode fazer mal se ingerido, mas é seguro tocá-lo.

Bordo

Nome botânico: *Acer saccharum*

Elemento: ar

Astrological: Júpiter, Netuno

Energias: atração, doçura, amor, força, realizações atléticas, energia, voo, viagens, mudança, prosperidade, música, positividade

Usos mágicos: existem mais de cem espécies de bordo, das quais a mais conhecida e utilizada é o bordo-açucareiro, a fonte do xarope de bordo e símbolo do Canadá. As folhas de bordo podem ser usadas em magias para atrair dinheiro e prosperidade; os ramos podem ser usados para fazer varinhas; as sementes, como talismãs; e a seiva, convertida em xarope, que sintetiza todas essas propriedades, com o acréscimo da energia de atração.

Sequoia

Nome botânico: *Sequoioideae*

Elemento: fogo

Astrologia: Júpiter

Energias: abundância, prosperidade, sabedoria, longevidade, imortalidade, crescimento, magia da terra, equilíbrio, progresso espiritual, inovação, conexão espiritual, proteção

Usos mágicos: as gigantescas sequoias do norte da Califórnia são as maiores árvores do mundo e podem viver por milênios. Sua madeira proporciona belas varinhas, e os cones em formato de cereja podem ser usados como talismãs ou como ingredientes em misturas de ervas. A capacidade da sequoia de estender-se aparentemente até o cosmos faz dela um belo aliado no desenvolvimento e na conexão espirituais.

Pinheiro

Nome botânico: *Pinus*

Elemento: fogo, ar

Astrologia: Saturno

Energias: limpeza espiritual, sabedoria, abundância, saúde, fertilidade, sorte, amor, saúde, proteção, calidez e conforto, celebração, solstício de inverno, harmonia com a natureza

Usos mágicos: todos os povos indígenas da América do Norte reconheciam o pinheiro como uma árvore importante, e embora o tipo de associação varie de uma tribo para outra, ele é visto como um símbolo de proteção, espiritualidade e sabedoria. Ramos e agulhas de pinheiro podem ser adicionados ao incenso ou a um bastão defumador para limpeza, enquanto os cones de pinheiros podem ser queimados em fogueiras ou usados como talismãs de saúde e fertilidade.

Freixo

Nome botânico: *Fraxinus*

Elemento: éter, todos os demais

Astrologia: Netuno, Sol

Horóscopo celta das árvores: de 18 de fevereiro a 17 de março

Energias: árvore do mundo, amor, prosperidade, proteção, justiça, magia dos sonhos, força, harmonia com a natureza, nascimento, magia das fadas, conexão com outros mundos

Usos mágicos: o freixo é uma escolha tradicional para o cabo das vassouras de bruxa, graças a sua força e conexão com o universo inteiro. Como a árvore do mundo, o freixo nos conecta com a natureza, o cosmos, os vivos, os mortos e o elemento mágico.

Salgueiro

Nome botânico: *Salix Alba*

Elemento: água

Astrologia: Lua

Horóscopo celta das árvores: de 15 de abril a 12 de maio

Energias: magia lunar, cura, alívio da dor, meditação, magia, criatividade, inspiração, amor, calma, crescimento, renovação, mediunidade, segurança, magia dos sonhos, clareza mental, encanto, adivinhação, amarração

Usos mágicos: outra árvore sagrada desde o tempo dos druidas, o salgueiro é o símbolo definitivo da Lua aqui na Terra. A casca do salgueiro-branco é usada para fazer a aspirina, e seu uso mágico reflete esse fato, incluindo clareza mental, cura e alívio da dor. Ramos grossos de salgueiro são populares para varinhas, enquanto os mais delgados são utilizados para amarrar as cerdas de vassouras.

Sangue de dragão

Outros nomes: árvore do dragão, dragoeiro

Nome botânico: *Dracaena cinnabari*, *Dracaena draco*

Elemento: fogo

Astrologia: Marte, Júpiter

Energias: proteção, boa sorte, ativação, limpeza, quebra de feitiços, manifestação, amor, paixão

Usos mágicos: é claro que a sangue de dragão não é o sangue de nenhum dragão. É a resina de algumas espécies de árvores nativas do norte da África e da península arábica que produzem uma seiva vermelho-viva. A resina pode ser usada em pedaços, em pó ou em tinturas e óleos. A sangue de dragão é um ativador potente, bom tanto para banimento quanto para atração.

Palo santo

Nome botânico: *Bursera graveolens*

Elemento: ar, fogo

Astrologia: Mercúrio

Energias: limpeza espiritual, banimento de espíritos, meditação, conexão espiritual, criatividade, sorte, paixão, cura

Usos mágicos: o palo santo, ou madeira santa, é nativo do Peru e pertence à mesma família do olíbano, da mirra e do copal. É considerada uma árvore sagrada pelos incas e por outros povos indígenas da América do Sul. A madeira em geral é queimada como bastão de limpeza ou em misturas de incenso, mas você pode também adicionar seu óleo a banhos e velas. Para preservar a santidade e o suprimento de palo santo, apenas a madeira naturalmente caída deve ser colhida. A madeira geralmente é armazenada por cerca de quatro anos para que seu óleo aromático suba à superfície.

Teixo

Nome botânico: *Taxus baccata, T. brevifolia, T. canadensis*

Elemento: éter, todos os demais

Astrologia: Saturno, Plutão

Energias: solo sagrado, morte, renascimento, transformação, ancestrais, sabedoria, mediunidade, magia dos sonhos, poder psíquico, adivinhação, solstício de inverno

Usos mágicos: talvez por causa de sua toxicidade ou de sua associação com a imortalidade, o teixo é uma árvore popular em cemitérios nas Ilhas Britânicas. Sua madeira é queimada tanto para banir os espíritos dos mortos quanto para facilitar a comunicação com eles, pois o teixo faz a ligação entre os dois mundos. A madeira dessa árvore é segura para ser trabalhada, e é utilizada na confecção de arcos, varinhas e num conjunto de instrumentos de adivinhação chamados de bastões Ogham.

Maçã

Nome botânico: *Malus*

Elemento: água, éter

Astrologia: Vênus

Energias: amor, adivinhação, liberdade, empoderamento feminino, abundância, bênçãos, cura, elementos, conhecimento, sabedoria, morte, fertilidade, magia, equinócio de outono, Samhain, atração, bênçãos, beleza

Usos mágicos: a macieira é a madeira tradicional para a varinha das bruxas, pois é vista como um símbolo verdadeiro de magia. A maçã tem sido provocante há milhares de anos, como o fruto dos mortos, do conhecimento, dos deuses, da vida e das maldições. Maçãs são também instrumentos populares para adivinhações de amor. No *Halloween*, coma uma maçã diante do espelho à meia-noite para ver o rosto de seu futuro amor, ou descasque uma maçã em espiral e jogue-a por cima do ombro direito. A casca deve formar a inicial do nome de seu futuro amor.

Figueira

Nome botânico: *Ficus religiosa, F. carica*

Elemento: éter

Astrologia: Netuno, Saturno

Energias: iluminação, fertilidade, cura, magia climática, sabedoria, proteção, aterramento, adivinhação, sexualidade, amor

Usos mágicos: a figueira é outra árvore que, assim como seu fruto, está associada à sabedoria e ao conhecimento divinos. A figueira sagrada é reverenciada na Índia, pois Buda atingiu a iluminação enquanto meditava sob uma grande figueira, agora conhecida como árvore Bodhi. No Mediterrâneo, o figo é um símbolo do amor, da sexualidade e da fertilidade, e o perfume e o sabor desse fruto são comuns em poções e encantamentos de amor.

Sândalo

Nome botânico: *Santalum album*

Elemento: água

Astrologia: Lua

Energias: amor, vidas passadas, proteção, cura, sensualidade, beleza, meditação, desejos, limpeza espiritual, iluminação, aterramento

Usos mágicos: a adorável fragrância do sândalo é bem-vinda em espaços espirituais ao redor do mundo. É queimada como incenso sagrado em defumações, e o óleo é usado para consagrar objetos e também em banhos e perfumes. A madeira, com frequência, é transformada em contas e usada na confecção de japamalas, rosários para meditação. Essa madeira branca está associada à lua, e sua energia espiritual é calmante.

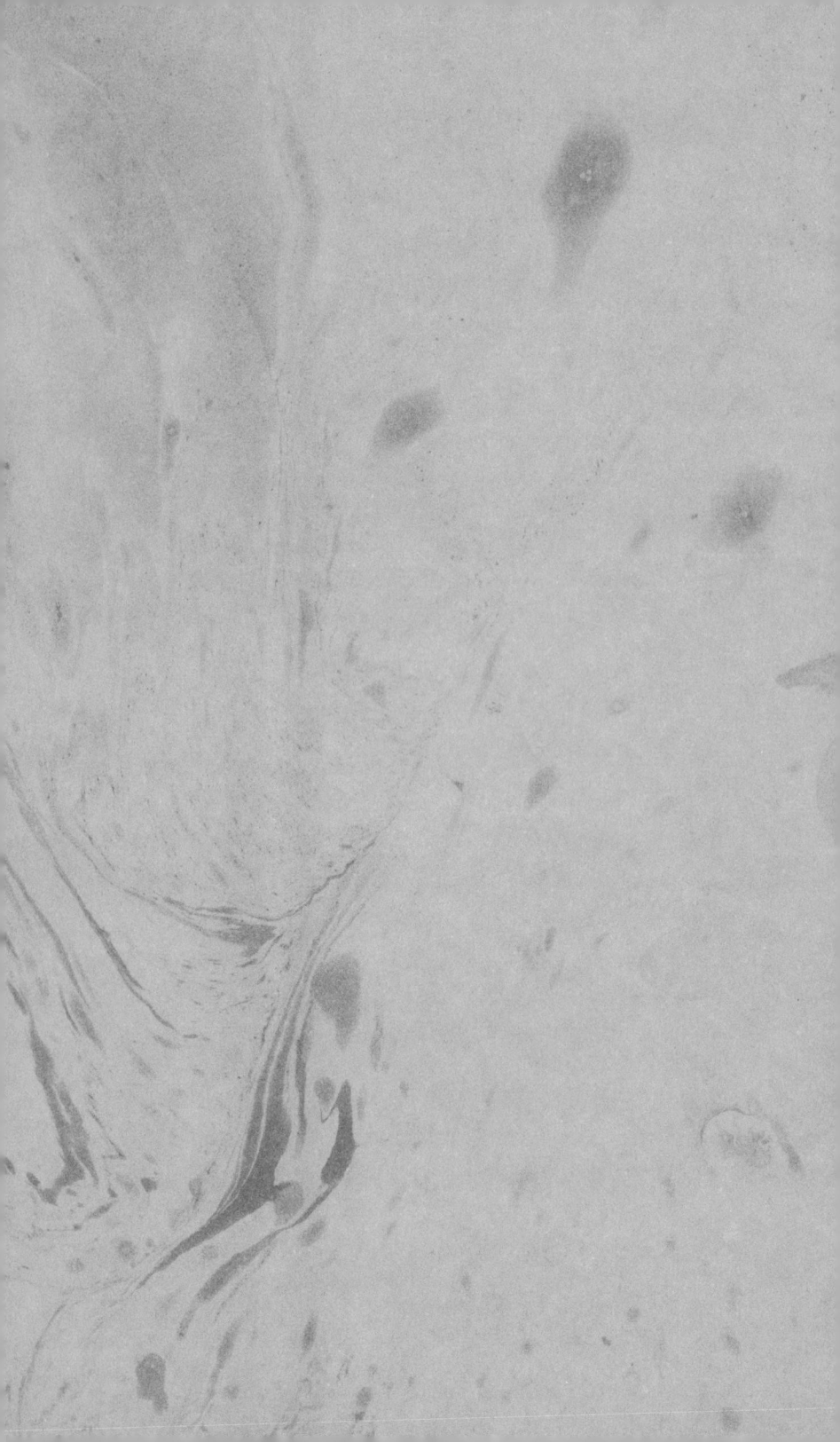

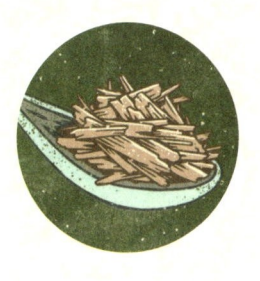

As madeiras e as árvores na prática

Incenso de árvore sagrada

Fazer suas próprias misturas de incenso é uma forma realmente criativa e gratificante de trabalhar com árvores e ervas mágicas. É um processo muito intuitivo, e a quantidade exata de cada ingrediente depende de seu gosto ou de quais você mais necessita.

Você vai precisar de:

- resina de olíbano
- resina de sangue de dragão
- almofariz
- tigela para misturar
- aparas de casca de salgueiro-branco
- aparas de palo santo
- casca ou resina de sua árvore do horóscopo celta (opcional)
- óleo essencial de sândalo
- fósforos
- disco de carvão e vasilha à prova de fogo
- pote de vidro de conserva para armazenamento

1. Coloque uma pequena quantidade de cada resina no almofariz e use o pistilo para macerá-las levemente até formarem um pó grosso.

2. Coloque na tigela as aparas de casca de salgueiro-branco. Essa madeira não tem muito aroma quando queimada, por isso, você pode usar a quantidade que quiser. O salgueiro-branco é uma árvore sagrada ligada à Lua.

3. Adicione aparas de palo santo à tigela, mas lembre-se de que essa madeira é muito aromática. Seu aroma é delicioso, pungente, e afasta tudo o que não deveria estar presente.

4. A casca ou a resina de sua árvore do horóscopo celta pode ser adicionada para personalizar a mistura de incenso.

5. Espalhe as resinas em pó sobre o salgueiro e o palo santo e acrescente ainda alguns pedaços inteiros delas. Pingue cinco gotas de óleo de sândalo e misture tudo.

6. Para queimar o incenso, acenda um fósforo e aproxime-o do disco de carvão de acendimento rápido, até que o calor esteja distribuído por igual. Coloque um pouco de incenso sobre o disco e veja a fumaça elevar-se. Uma pequena quantidade de incenso dura bastante, portanto guarde o restante em um pote de vidro para futuros atos de magia ou meditação.

Se a vassoura servir, voe

É surpreendentemente fácil fazer sua vassoura, desde que você encontre um bom ramo de freixo para servir de cabo. Quando tiver terminado de confeccioná-la, pode deixá-la ao natural ou decorá-la com alguma coisa que desejar.

Você vai precisar de:

- 1 feixe grande de sorgo
- 1 ramo longo de salgueiro
- banheira de água quente
- madeira de freixo (1,2 metro de comprimento, 5 centímetros de espessura)
- rolo de cordão de cânhamo
- tesoura
- cera de abelha, óleos, tinta, ferramentas para pirografia ou entalhe de madeira, fitas e cordões coloridos, ramos de ervas frescas, amuletos e contas, flores e trepadeiras, ramos de bétula e tinta de sangue de dragão (opcionais)

1. Deixe o sorgo e o ramo de salgueiro de molho em água quente de um dia para o outro, para que fiquem flexíveis.

2. Coloque o cabo de madeira de freixo sobre uma grande superfície plana. Corte um pedaço de cordão de cânhamo do comprimento de seu antebraço e outro do comprimento de seu braço inteiro e reserve-os.

3. Enfileire as hastes de sorgo junto à extremidade inferior do cabo de freixo, a cerca de 12 centímetros da ponta, com a parte que ficará para baixo na vassoura voltada para a ponta superior do cabo (você vai dobrar as hastes na outra direção). Amarre com firmeza as cerdas ao cabo, usando o cordão de cânhamo mais curto.

4. Dobre com cuidado o sorgo na direção da ponta inferior do cabo e amarre-o firmemente no mesmo lugar com o cordão mais longo. Enrole por cima o ramo de salgueiro e amarre-o com firmeza para selar suas intenções.

5. Quando sua vassoura estiver bem seca, decore-a como desejar. Você pode selar a madeira do cabo com cera de abelha derretida, para garantir sua preservação. Se quiser saber mais sobre como usar sua vassoura, dê uma olhada em *The Witch's Broom*, de Deborah Blake.

A rainha das varinhas

A parte mais difícil de fazer sua própria varinha mágica é encontrar um ramo adequado, pois isso pode exigir horas ou até semanas de caminhadas em áreas florestais. A macieira é a madeira mais usada para fazer varinhas, mas você pode usar qualquer árvore que cresça em sua região. Você e seu ambiente natural estão ligados, e isso se estende às árvores.

Você vai precisar de:

- papel e caneta
- árvore sagrada
- incenso e carvão para queimar
- galho rijo de uma árvore mágica, como macieira ou salgueiro, caído naturalmente

- faca
- lixa
- cera de abelha, óleos, fitas e cordões coloridos, cola, cristais, contas e amuletos, tecido (opcionais)

1. Planeje um dia em que você possa sair em busca de um galho para sua varinha, e lembre-se de verificar as leis locais e cartazes de aviso.

2. Pense em que tipo de varinha você quer fazer ou para qual finalidade. Escreva suas reflexões em um quadrado pequeno de papel e dobre-o formando um quadrado menor.

3. Acenda um pouco de seu incenso de árvore sagrada e ponha a nota em cima dele. Abra a janela ou saia com o incenso e imagine seus desejos sendo carregados para todas as árvores da área. Espalhe a fumaça à sua volta para limpar sua aura e conservar em você a energia de sua intenção.

4. Concentre-se em seus desejos por uma varinha e deixe que sua intuição o guie até um galho que caiu naturalmente.

5. Limpe o galho e apare-o, lixando qualquer aspereza. Você pode remover a casca se desejar, mas sua varinha pode ter a aparência que você quiser. Caso queira selar a madeira para protegê-la, derreta um pouco de cera de abelha e passe-a suavemente na varinha com um pano macio.

6. Se quiser decorá-la, fique à vontade para fazê-lo com tecido, amuletos e contas, tinta mágica, símbolos pirogravados ou cristais.

7. Use novamente o incenso de árvore sagrada. Agite a varinha pronta na fumaça e use-a para rodear-se de novo pela fumaça. Você e sua varinha têm uma ligação.

> Dica: essa é a forma mais básica de fazer uma varinha, mas, se você tiver alguma habilidade em carpintaria, sinta-se à vontade para usar seu torno, tintas e selantes. Para o caso de desejar aprender mais sobre varinhas, consulte *The Witch's Wand*, de Alferian Gwydion MacLir.

Encantamento com xarope de bordo para adoçar

Esta variação do clássico pote de mel do *hoodoo* utiliza o xarope de bordo para "adoçar" alguém relacionado a você

— um amor, um empregador, um cliente ou um possível senhorio.*

Como o bordo é muito versátil, esse encantamento pode ser utilizado com alguma das finalidades já listadas neste capítulo. Se você está trabalhando para atrair um amor, use uma vela vermelha ou cor-de-rosa, pétalas de rosa das mesmas cores, uma foto ou uma mecha de cabelo. Para um trabalho, uma vela verde ou dourada é melhor, e adicione glitter, um cartão de visitas do local onde deseja trabalhar ou outros talismãs mágicos para dinheiro, como cones de sequoia.

*Procure ter em mente que, na bruxaria natural, a cura é um princípio básico, que sempre esteve relacionado a propiciar crescimento e evolução para si e para os outros. Nas palavras da autora, a "bruxaria natural fornece os instrumentos para criar um plano de cura mais holístico, que pode ser aplicado a doenças, relacionamentos pessoais, sua casa, sua carreira e até mesmo ao planeta inteiro, se você achar que é esse o caso. Compartilhar com os outros tais instrumentos também é um tipo de cura, para você e para os demais. Servir dessa maneira aos outros seres do planeta transforma o que estiver desequilibrado dentro de si em uma força que tem a possibilidade de ser usada para criar uma mudança real.". (N.E.)

Você vai precisar de:

- pote de vidro de 120 ml com tampa de metal
- xarope de bordo puro
- 1 pedaço de papel e caneta
- objetos pessoais, como fotos, mechas de cabelo ou cartão de visitas (opcionais)
- ervas, raízes, pétalas de flores, moedas e glitter (opcionais)
- vela e óleo de unção apropriado

1. Encha o pote de vidro quase até a borda com xarope de bordo e reserve.
2. Escreva no pedaço de papel seu nome, o nome de quem quer "adoçar" com relação a você e suas intenções em um padrão específico.

* Escreva três vezes, no meio do papel, o nome
  de quem deseja adoçar.

* Gire o papel 90 graus, em sentido horário, e escreva seu
  nome de modo que ele cubra o outro. Deve ficar parecido
  com o sinal de *hashtag* (ou com um jogo da velha).

* Escreva sua intenção em um círculo ao redor do nome
  que você escreveu, sem levantar a caneta do papel
  até que as duas pontas se encontrem. Não ponha
  os pingos nos "is", não corte os "ts", não use acentos
  ou cedilha e nem adicione espaços.

* Dobre o papel ao meio na sua direção, vire-o 90 graus
  no sentido horário e dobre-o novamente.
  Repita até ter um quadrado bem pequeno.

3. Mergulhe o dedo no xarope de bordo e prove-o, saboreando
   sua doçura. Coloque dentro do pote o papel com a petição,
   cobrindo-o totalmente com o xarope. Ponha quaisquer ervas ou
   itens adicionais que deseje, como fotos (elas vão estragar),
   ou cartões de visita. Quando tiver terminado, tampe bem o pote.

4. Unte a vela com algum óleo que estiver usando, em um
   movimento ascendente, e então aqueça levemente o fundo
   da vela, para poder grudá-la sobre a tampa do pote. Mantenha
   em mente sua intenção e acenda a vela. Se o encantamento
   não terminar antes do fim da vela, fique à vontade para
   acender outra.

Meditação do salgueiro e da lua cheia

Não é necessário que uma árvore seja cortada em pedaços, queimada, sangrada ou pulverizada para que você se conecte com sua energia para finalidades mágicas. Você também pode conectar-se de forma rotineira com a árvore viva, simplesmente fazendo contato e abrindo a mente.

Em uma noite de lua cheia, procure um salgueiro sob o qual você possa se sentar sem ser perturbada. Certifique-se de que consegue ver a lua através dos galhos dele. Pode usar uma manta ou almofada para ficar mais confortável, mas tente fazer contato com as raízes ou com o tronco.

O exercício de aterramento elemental que você vem praticando ao longo dos capítulos anteriores conecta você com os quatro elementos físicos, e agora você vai estabelecer contato com o quinto — éter ou espírito. Esse é o elemento da magia, da espiritualidade e do cosmos.

Fique confortável e comece conectando-se com os elementos físicos. Ouça a brisa soprando através dos galhos graciosos do salgueiro, sinta o refúgio de seu cálido abraço e imagine a água da terra sendo atraída para a superfície pela força da Lua. Sinta a estabilidade da terra sob você e a força das raízes do salgueiro. Enquanto a Lua puxa a água para cima, para alimentar as raízes da árvore, o salgueiro puxa o luar para baixo, para a terra, de modo a fazer com que tudo a sua volta cresça com vigor. Você agora também é parte desse ciclo. Imagine a luz derramando-se sobre você de cada galho do salgueiro, envolvendo você em luar. Esse é o elemento do espírito. Que sensação ele lhe transmite? É parecido com algum dos outros elementos? Olhe por alguns instantes para a Lua, fazendo isso por quanto tempo quiser. Caso queira colher ramos de salgueiro para varinhas ou vassouras, esse é o momento perfeito.

Se você não tem acesso a um salgueiro real, essa meditação pode ser feita usando um pouco de imaginação. Você também pode procurar uma foto ou um vídeo de um salgueiro que lhe atraia e acalme.

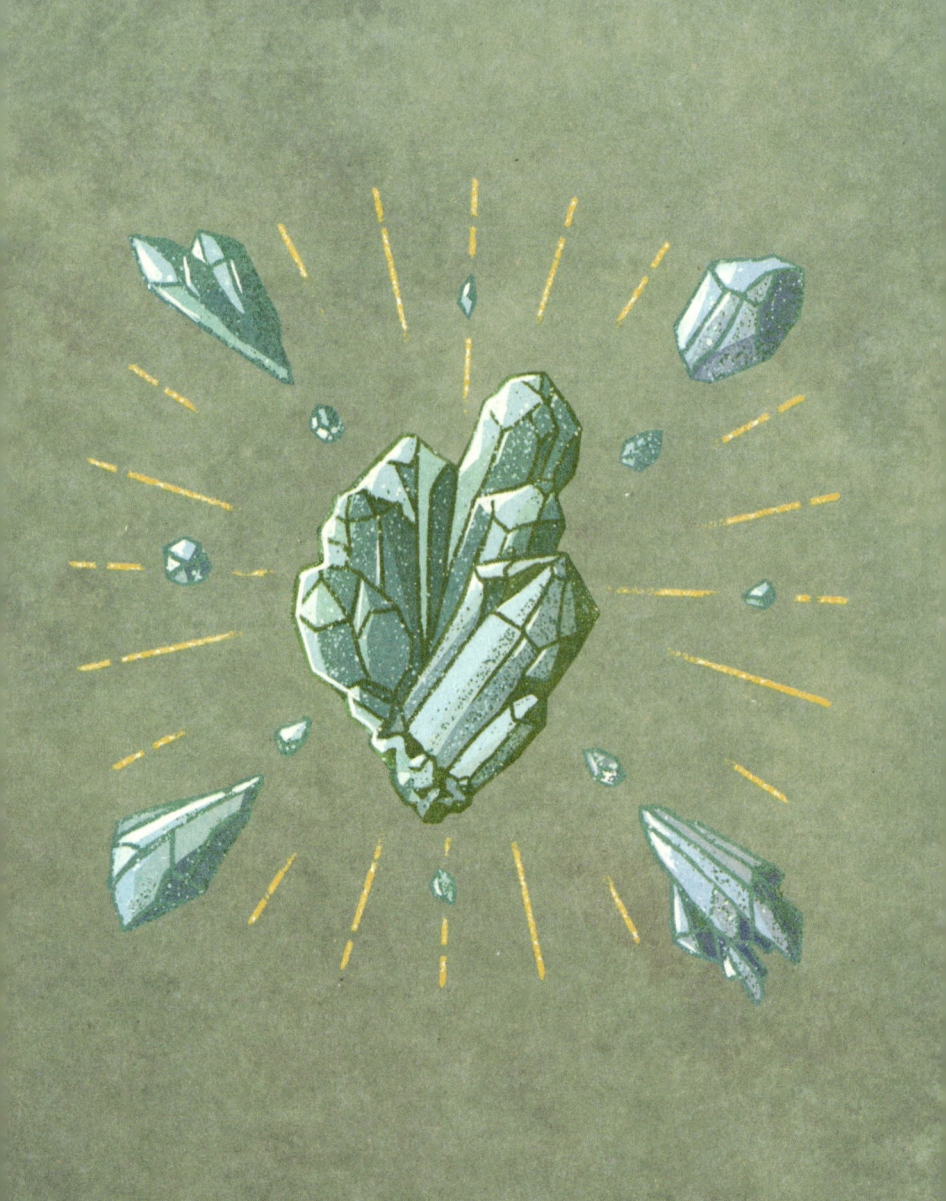

Capítulo Oito

A Força das Pedras e dos Cristais

Pedras, cristais e rochas mágicas — esses
fragmentos fortes e reluzentes
da magia da Terra
podem nos colocar em contato
com a sabedoria ancestral do planeta.

Cristais

Existem centenas de variedades de cristais belos e poderosos, mas os quinze apresentados a seguir são particularmente adequados para a prática da bruxaria natural.

> **Alerta:** alguns dos cristais apresentados neste capítulo, como a malaquita, a pedra da lua e a crisocola, podem ser danificados pela água ou liberar metais tóxicos, por isso nunca devem ser molhados ou imersos na água. Sempre pesquise antes de usar um cristal.

Quartzo

Outro nome: mestre da cura

Tipo de mineral: dióxido de silício

Elemento: éter

Astrologia: Áries, Leão

Chacra: coroa, terceiro olho, garganta, coração, plexo solar, sacro, raiz

Energias: versátil, cura, atração, banimento, manifestação, recomeços, proteção, limpeza, equilíbrio dos chacras, meditação

Usos mágicos: O quartzo transparente é o cristal polivalente supremo, e pode ser usado para projetar ou atrair qualquer tipo de energia. Pode também substituir qualquer pedra. É conhecido como o mestre da cura tanto espiritual quanto emocional.

Ametista

Tipo de mineral: dióxido de silício, manganês

Elemento: água

Astrologia: Aquário, Peixes

Chacra: terceiro olho, coroa

Energias: intuição, conforto, sono, segurança durante viagens, manifestação, superação de vícios e manutenção da sobriedade, proteção contra energias e espíritos negativos, amor

Usos mágicos: essa variedade roxa do quartzo frequentemente é chamada de lavanda dos cristais, em virtude de seu apelo universal e energia calmante. A ametista pode ajudar você a ter um sono mais reparador, com menos pesadelos, e a abrir sua mente para novos pensamentos e para a meditação.

Pedra da Lua

Outro nome: pedra da lua arco-íris

Tipo de mineral: feldspato

Elemento: água

Astrologia: Lua, Câncer

Chacra: sacro, terceiro olho, coroa

Energias: intuição, meditação, magia da lua cheia, poder psíquico, clareza mental, criatividade, autoexpressão, proteção em viagens, saúde da mulher, empoderamento

Usos mágicos: existem algumas variedades de pedra da lua, mas a arco-íris é a mais bela e poderosa. Esse cristal é uma representação sólida da lua cheia luminosa e resplandecente. É intuitivo, medicinal e misterioso. É um talismã para viagens no escuro, pela água ou para qualquer lugar onde você necessite que a lua ilumine o caminho.

Labradorita

Tipo de mineral: feldspato plagioclásio

Elemento: água

Astrologia: Escorpião

Chacra: terceiro olho, garganta

Energias: intuição, meditação, magia da lua nova, dissipação de ilusões, clarividência, independência, aurora boreal, comunicação

Usos mágicos: se a variedade branca/arco-íris do feldspato é a lua cheia, a labradorita é a lua nova mostrando apenas uma fugidia fatia de luz. É uma pedra da intuição, da meditação e da clareza mental. As cores luminescentes da labradorita eram vistas pelos povos indígenas do Canadá atlântico como a síntese em pedra da aurora boreal.

Ágata musgo e ágata dendrítica (ou árvore)

Tipo de mineral: quartzo com manganês e ferro (musgo); calcedônia com dendritos (dendrítica)

Elemento: terra

Astrologia: Virgem

Chacra: coração (musgo), estrela da terra (dendrítica)

Energias: musgo — pedra dos jardineiros, recomeços, crescimento, sorte, atração de negócios, magia animal, empreendedorismo e prosperidade; dendrítica — abundância, crescimento, cura da terra, conexões, eliminação de bloqueios, magia das árvores

Usos mágicos: embora essas pedras sejam feitas de minerais ligeiramente diferentes, sua energia como um todo é tão complementar que atuam como pedras irmãs. Ambas têm o poder de atrair a prosperidade e a abundância e de nos conectar às energias da terra. Enquanto a ágata musgo nos conecta suavemente à energia profunda da terra fresca, a ágata dendrítica nos faz lembrar de que o céu é o limite. Essas pedras são a combinação definitiva de cristais da bruxa natural.

Obsidiana

Outro nome: pedra do mago

Tipo de mineral: vidro vulcânico, magma

Elemento: todos

Astrologia: Escorpião

Chacra: raiz

Energias: cura emocional, absorção de energia negativa, limpeza, harmonia, proteção, confiança, vidência, adivinhação, poder pessoal, magia animal, aterramento

Usos mágicos: obsidiana é protetora, medicinal e proporciona aterramento. Esse vidro vulcânico pode ser levado com você para prover poder pessoal, exibido no centro de sua casa para harmonizar a energia e usado para vidência (*scrying*) e adivinhação.

Malaquita

Tipo de mineral: carbonato de cobre

Elemento: terra

Astrologia: Escorpião

Chacra: coração

Energias: proteção, amor, encanto, cura de traumas, sensualidade, estímulo a relacionamentos saudáveis, bravura, magia de viagens, superação do medo, absorção de energia

Usos mágicos: em sua forma bruta, a malaquita pode ser tóxica e não deve ficar muito tempo em contato com a pele. Por sorte, depois de rolada, ela é segura e você pode levá-la consigo para onde for, pois é uma pedra realmente especial. No Antigo Egito, os sarcófagos dos faraós exibiam um coração entalhado em malaquita para garantir que o coração deles chegasse ao além em perfeita segurança.

Pedra do sangue

Outros nomes: heliotropo, jaspe sanguíneo

Tipo de mineral: calcedônia

Elemento: terra, fogo

Astrologia: Áries

Chacra: raiz, sacro, coração

Energias: cura familiar, capacidade atlética, energia, proteção, riqueza, magia da terra, boa sorte, aterramento, criatividade, ancestrais

Usos mágicos: a pedra do sangue foi o primeiro cristal que comprei e com o qual trabalhei, e até hoje é um dos meus favoritos. Ela é quente e reconfortante, e também passional e protetora. É ótima para aterramento, magia da prosperidade e aumento do vigor físico e da capacidade atlética. É também a pedra para dificuldades em família e curas de relações familiares. A pedra do sangue pode ajudar você a sair de uma situação difícil com sua família, promover uma conexão mais franca entre parentes e curar traumas espirituais transmitidos através das gerações.

Quartzo-rosa

Tipo de mineral: dióxido de silício, manganês

Elemento: água

Astrologia: Touro

Chacra: coração

Energias: compaixão, romance, amor-próprio, cura emocional, diversão, suavidade, paz, beleza, perdão, autocuidado

Usos mágicos: pedra suprema do amor sutil e incondicional, esse cristal adorável pode ser presenteado para que os outros possam sempre sentir seu coração perto deles, e pode também curar um coração partido ou um relacionamento em crise.
É uma forte pedra do eu.

Rocha vulcânica e pedra-pomes

Tipo de mineral: rocha vulcânica

Elemento: todos

Astrologia: Áries, Escorpião

Chacra: plexo solar, sacro

Energias: fogo, harmonia, energia, proteção, sorte, cura emocional, vigor, limpeza, beleza

Usos mágicos: tanto a rocha vulcânica quanto a pedra-pomes são formadas durante erupções vulcânicas, quando a rocha vulcânica começa a esfriar; a diferença é que a pedra-pomes tem mais gases e ar aprisionados em seu interior do que a rocha vulcânica negra. A energia de todos os quatro elementos físicos esteve presente em sua criação, fazendo delas um ótimo instrumento para o aterramento. Embora ambas estejam associadas à ardente paixão de Pele, a deusa havaiana dos vulcões, também estão conectadas ao poder de limpeza presente no oceano.

Galaxita

Tipo de mineral: micro feldspato

Elemento: éter

Astrologia: Sagitário

Chacra: coroa

Energias: limpeza, cura e energização da aura, leitura da aura, astrologia, deslumbramento, outras galáxias, seres cósmicos, viagem astral, calmante, comunicação intergaláctica, magia dos sonhos, espiritualidade, clareza mental

Usos mágicos: essa é uma variedade de feldspato, assim como a pedra da lua e a labradorita, mas as manchas menores fazem com que a galaxita cintile como um céu estrelado. É uma pedra de poder para astrólogos e astrônomos, observadores de estrelas, caçadores de óvnis e leitores de aura. É um cristal fundamental para limpeza e reparo do campo áurico, por isso segurá-lo é muito tranquilizante em momentos de ansiedade ou de dor.

Água-marinha

Tipo de mineral: berilo

Elemento: água

Astrologia: Peixes

Chacra: garganta, coração, terceiro olho

Energias: magia da água, beleza, encantamentos amorosos, cura, intuição, atração, boa sorte, magia das sereias, justiça, humildade, coragem silenciosa, antiansiedade, magia de viagens, calmante, autoexpressão, deixar fluir

Usos mágicos: a água-marinha é conhecida como a pedra das sereias, é a versão em cristal do espírito do oceano. Está associada à beleza, ao amor e à intuição, e é uma pedra excelente para carregar consigo diariamente. Quando a vida está um caos, e você está lutando para se manter na superfície, tenha consigo, juntas, uma água-marinha e uma obsidiana. Isso traz tanto a energia do vulcão em erupção quanto a energia do oceano profundo, para manter o equilíbrio e a firmeza enquanto você atravessa um período de mudanças.

Aragonita

Tipo de mineral: carbonato de cálcio

Elemento: terra, água

Astrologia: Capricórnio

Chacra: estrela da terra, sacro, raiz

Energias: espiritualidade da terra, cura de relacionamentos, cura da terra, aterramento, moderação, sucesso, sensação de estar bem em seu corpo, conexões, equilíbrio entre o material e o mágico, generosidade, paciência

Usos mágicos: essa pedra tem uma cor laranja-ferrugínea que lembra a argila laranja dos Montes Apalaches. É encontrada em aglomerados reluzentes que não terminam em pontas, mas em pequenos espelhos planos. A aragonita conecta você com a energia da terra de uma forma muito profunda e pode ajudar a conectá-la com sua natureza silvestre.

Crisocola

Tipo de mineral: silicato de cobre hidratado, quartzo calcedônia

Elemento: terra

Astrologia: Touro, Libra

Chacra: coração, garganta

Energias: calma, comunicação, suporte às energias femininas em todas as pessoas, proteção emocional, alegria, sabedoria, conforto para quem mora sozinho, música, maturidade, bloqueio de comunicação indesejada, sensualidade, independência feminina, meditação, honestidade

Usos mágicos: a crisocola tem alguma semelhança com a turquesa, mas exibe tons mais escuros de azul e verde, junto ao colorido mais claro. Essa pedra está associada a mulheres fortes, que se sentem confiantes em qualquer idade, e pessoas de qualquer expressão de gênero que desejam conectar-se com a energia considerada feminina, de forma segura e protegida. É relaxante e tranquilizante, e tanto pode ajudar você a se comunicar melhor quanto impedir a comunicação com pessoas que não vão lhe fazer nenhum bem.

Sal do Himalaia

Outro nome: halita rosa

Tipo de mineral: halita, cloreto de sódio

Elemento: terra

Astrologia: Câncer, Peixes

Chacra: coração, sacro

Energias: amor-próprio, proteção, limpeza, amor, aterramento, saúde, sucesso, recomeço, felicidade, cura de relacionamentos e corações partidos, purificação

Usos mágicos: existem por aí inúmeras variedades de sal, todas úteis na prática da magia para limpeza e aterramento, mas o sal rosa do Himalaia é o queridinho, e com razão. Esse bonito mineral, em tons de rosa e laranja, é fantástico para limpar o corpo e a casa e para o espaço espiritual à nossa volta. Pode ser encontrando em grandes pedaços, como um exemplar de cristal, ou moído em grãos grossos, para uso culinário.

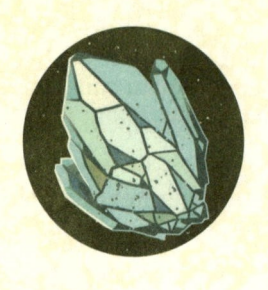

As pedras e os cristais na prática

Limpeza da aura com galaxita

A galaxita é o cristal perfeito para ajudar nos cuidados com sua aura, limpando e reparando seu campo de energia.

Você vai precisar de:

- 1 pedaço de galaxita rolado ou lapidado na forma de varinha

1. Em um aposento tranquilo, tome a galaxita em sua mão dominante e segure-a acima da coroa, alguns centímetros distante de seu corpo físico.

2. Mova lentamente a pedra para baixo, prestando atenção nas sensações. Passe pela cabeça, pelo rosto, pelos braços, pelo peito, pelas pernas e pelos pés. Se sentir que alguma parte de sua aura precisa de mais atenção, mantenha o cristal ali e imagine as inclusões estreladas dele formando um "curativo" que se funde à sua aura.

> Dica: esse cristal também pode ser usado para ajudar você a ver ou ler com mais clareza as auras e ter mais compreensão de outras áreas do conhecimento cósmico, como a astrologia.

Grade de cristal para coragem

Essa grade de cristal lhe dará um lugar de segurança e apoio ao qual retornar sempre que se sentir dominada por seus medos.

Construa a grade em seu altar em forma de quadrado, que é um símbolo para limites bem definidos, aterramento e confiança fortalecida.

Você vai precisar de:

- 4 pedras de obsidiana
- ½ xícara de sal grosso do Himalaia
- molde ou placa para grades de cristal quadrados (opcional)
- 4 pedras do sangue
- 1 pedra grande de malaquita
- pedaço de papel e caneta
- sua varinha, mais cristais, ervas ou flores associadas à coragem e à bravura (opcionais)

1. Coloque todos os itens em seu altar ou espaço de trabalho e comece concentrando-se em sua intenção. Se não houver nada específico de que necessite, comece com "estou em segurança, sou forte, e meu coração nada teme".

2. Pegue as quatro pedras de obsidiana que formarão o perímetro externo de seu *grid*, para utilizar a incrível energia protetora delas. Coloque uma em cada canto do quadrado. Use o sal para traçar uma linha conectando as pedras de obsidiana entre si, para impedir a entrada de energias negativas. Você pode também usar um molde ou uma placa quadrados para grades de cristal se quiser.

3. Faça um quadrado menor dentro desses limites com as quatro pedras do sangue nos cantos. Essa pedra de aterramento está associada a famílias e ancestrais, portanto, isso pode ser um símbolo para manter sua família em segurança ou confiar em sua família para que você se sinta em segurança (ou ambos).

4. Coloque a malaquita no meio, pois é a pedra focal dessa grade. A malaquita é uma pedra intensa, associada à cura do coração e também à superação do medo. É também levemente tóxica em sua forma bruta, o que adiciona outra camada de proteção. Coloque o papel com sua intenção no meio da grade, sob a malaquita.

5. Para personalizar sua grade, adicione outros cristais, ervas ou qualquer item que deseje, mas faça-o sem quebrar o perímetro externo de sal e obsidiana.

6. Ative a grade usando sua varinha ou o dedo para tocar cada cristal principal, movendo-se do limite externo em direção ao interior, até o coração seguro e confortável representado pela malaquita. Ao tocar as obsidianas, diga "estou em segurança". Tocando as pedras do sangue, diga "eu sou/minha família é forte". Por fim, quando tocar a malaquita, diga "meu coração nada teme". Medite com essa grade sempre que precisar de mais coragem.

Elixir de cristal de água-marinha

Os elixires e essências de cristais são o espírito e a energia dos cristais em suspensão na água. Esse elixir de água-marinha pode ser adicionado a bebidas, banhos e refeições ou mantido sob a língua sempre que você quiser utilizar a energia mágica das sereias.

Você vai precisar de:

- 1 pedra de água-marinha rolada
- água mineral
- 1 vasilha de vidro transparente e limpo
- um frasco com conta-gotas ou borrifador (ou vários)
- álcool — conhaque ou vodca funcionam bem

1. Lave sua água-marinha sob água corrente. Com delicadeza, coloque o cristal no fundo do recipiente e cubra-o com quanta água desejar.

2. Coloque o recipiente em uma janela onde bata o sol direto por 3 a 4 horas. Atente para que a sombra nunca o toque.

3. Use a intuição para identificar quando seu elixir está pronto para uso. Eu sei que o meu está pronto quando vejo bolhas muito pequeninas presas ao vidro e a água começa a adquirir as cores ou a energia do arco-íris.

4. Conserve seu elixir transferindo-o para frascos com conta-gotas, enchendo-os até três quartos. Termine de encher o frasco com vodca ou conhaque para evitar que a água fique choca.

> **Dica:** a água-marinha é ótima para quem está começando a fazer elixires, pois é segura, limpa e, de antemão, já está alinhada com a água. Por ser um cristal de beleza, seu elixir pode ser adicionado a um *spray* facial (como o que é feito com o trevo-vermelho, apresentado no Capítulo Quatro, página 65) ou a um perfume.

Conecte-se com seu chacra estrela da terra

Os sete chacras físicos que exploramos neste livro são os mais conhecidos, mas nossos corpos estão na verdade repletos desses centros de energia mágica, que são milhares. Além dos chacras do corpo físico, há os do corpo espiritual. Deles, o mais importante para as bruxas naturais se conectarem é o chamado chacra estrela da terra, que está situado abaixo da superfície da Terra. Pense na estrela da terra como o fio de ligação que prende você não apenas ao planeta físico, mas também à energia mágica, às pessoas e às criaturas que aqui vivem.

A aragonita laranja é um belo cristal para fazer a conexão com essa energia da terra, e frequentemente imagino que o próprio chacra tem a aparência de um aglomerado faiscante de aragonita.

Fique em pé ou sente-se com os pés bem apoiados no chão; será melhor se você estiver ao ar livre. Coloque um aglomerado de aragonita entre seus pés e faça sua meditação de aterramento. Imagine uma estrela de colorido ferrugíneo, localizada cerca de 30 centímetros abaixo da superfície da terra. Visualize fios delgados e dourados elevando-se por entre a terra, conectando-se a cada um de seus pés. Tenha a certeza de que, se em algum momento você se desconectar da energia da terra e começar a flutuar para longe, ou esquecer de seu lugar no mundo, tais fios dourados estarão ancorando suavemente você a seu chacra de cristal.

Se estiver conscientemente conectado à estrela da terra, será possível trazer mais facilmente até você a energia da terra e enviar sua energia curativa de volta a ela. Esse chacra pode ajudar a compreender de que maneiras é possível auxiliar ou salvar a Terra e seus habitantes, como pode contribuir com os ciclos da natureza e como pode usar seus poderes de bruxaria natural para fazer a diferença no mundo.

Encantamento com cristais para plantas

Está planejando cultivar suas próprias plantas mágicas para uso em sua prática? Esse encantamento rápido utiliza ágata musgo e ágata dendrítica para favorecer a iniciação na magia e fortalecer sua conexão. Pode ser feito antes ou depois que você tiver realizado o plantio, e em qualquer estágio do cultivo.

Você vai precisar de:

- planta em vaso ou sementes
- 1 pedra de ágata musgo rolada
- 1 pedra de ágata dendrítica rolada

1. Coloque uma das mãos no solo que está usando enquanto segura as pedras de ágata junto ao coração.

2. Imagine ou sinta uma luz verde crescendo ao redor do cristal e de seu coração, conectando-os.

3. Chegue mais perto da planta (ou das sementes) e diga:

> *"Assim como eu cresço, vocês crescerão.*
> *Assim como eu floresço, vocês florescerão.*
> *Assim como me abro para a magia da terra, vocês se abrirão.*
> *Assim como eu amo, amarei vocês também."*

4. Enterre os cristais no solo e imagine sua planta desde as raízes tornando-se forte e saudável.

Conclusão

Com este guia prático para a bruxaria natural, espero que você se veja enveredando por um caminho novo, marcado com flores e ervas perfumadas, cristais faiscantes, árvores imponentes e atos de magia. No exato lugar onde você está — seja em uma casinha na floresta ou em uma sacada com vista para a cidade —, ao mergulhar nestas páginas já deu início a uma relação mais profunda com a Terra, que irá amparar você em qualquer lugar onde a prática da bruxaria natural a levar.

À medida que seguir em frente, criando seu próprio caminho enquanto avança, lembre-se de manter a curiosidade e a humildade quando estiver em meio à natureza. Nunca se esqueça de confiar em seus sentidos, tanto físicos quanto psíquicos, e de aprimorar sua relação com o mundo natural e mágico em que vive. Lembre-se de escutar a inestimável sabedoria de nossos velhos ancestrais arbóreos.

Acolha tudo o que este mundo sagrado tem a lhe ensinar e ampare-se na sensação propiciada pela atração da Lua e pela expansão do cosmos. Por fim, mas não menos importante, continue a conectar-se e a alimentar esse seu fio de ligação único e reluzente que alcança até a mais profunda força motriz da Terra.

Referências

BASILE, Lisa Marie. *Light Magic for Dark Times: More than 100 Spells, Rituals, and Practices for Coping in a Crisis*. Beverly, MA: Fair Winds Press, 2018.

> Os encantamentos e rituais desse livro são a própria definição de magia prática e acessível para todas as finalidades.

BIRD, Stephanie Rose. *Sticks, Stones, Roots & Bones: Hoodoo, Mojo & Conjuring with Herbs*. Woodbury, MN: Llewellyn, 2004.

> Um guia excelente para as ervas, raízes e tradições das práticas do *hoodoo*.

BLACKTHORN, Amy. *Blackthorn's Botanical Magic: The Green Witch's Guide to Essential Oils for Spellcraft, Ritual & Healing*. Newburyport, MA: Weiser Books, 2018.

> Esse livro lhe diz tudo que você precisa saber sobre o uso de óleos essenciais em suas práticas.

BLAKE, Deborah. *The Witch's Broom: The Craft, Lore & Magick of Broomsticks*. Woodbury, MN: Llewellyn, 2014.

> Deborah Blake é a rainha da "bruxaria do dia a dia", e esse guia oferece às bruxas formas modernas de confeccionar e decorar vassouras e de usá-las em suas práticas.

DUGAN, Ellen. *The Natural Psychic*. Woodbury, MN: Llewellyn, 2015.

> Ellen Dugan é conhecida como "a bruxa do jardim", e seu conhecimento sobre a magia das plantas é incrível! Esse livro está centrado no uso e no cultivo de seus sentidos psíquicos naturais.

EASON, Cassandra. *The Complete Crystal Handbook: Your Guide to More Than 500 Crystals*. New York: Sterling, 2010.

> Essa é uma enciclopédia que aborda quinhentos cristais e inclui usos práticos para eles em encantamentos, no trabalho ou em casa, e na adivinhação.

MACLIR, Alferian Gwydion. *The Witch's Wand: The Craft, Lore, and Magick of Wands & Staffs* (*The Witch's Tools Series*). Woodbury, MN: Llewellyn, 2015.

> Pequeno guia escrito por um fabricante de varinhas; apresenta tudo o que você precisará saber sobre a confecção e o uso de sua própria varinha e a história por trás de seu uso na magia.

ROTH, Harold. *The Witching Herbs: 13 Essential Plants and Herbs for Your Magical Garden*. Newburyport, MA: Weiser Books, 2017.

> Roth trabalha com fitoterapia mágica há mais de vinte anos, tendo se especializado em plantas tóxicas, como a datura. Ele oferece instruções detalhadas sobre cultivo e magia nesse livro e vende sementes em seu website, Alchemy Works.

SMITH, Jacki. *Coventry Magic with Candles, Oils, and Herbs*. Newburyport, MA: Weiser Books, 2011.

> Esse livro foi inspirado no *hoodoo* e é um guia incrível para quem deseja seguir o caminho da bruxaria e trabalhar com velas. É também uma obra que inspira e empodera.

WHITEHURST, Tess. *The Magic of Flowers: A Guide to Their Metaphysical Uses & Properties*. Woodbury, MN: Llewellyn, 2013.

WHITEHURST, Tess. *The Magic of Trees: A Guide to Their Sacred Wisdom & Metaphysical Properties*. Woodbury, MN: Llewellyn, 2017.

> Todas as obras de Tess Whitehurst são inspiradoras e verdadeiramente mágicas. Os dois livros enciclopédicos recomendados apresentam mais de oitenta variedades de flores ou árvores, suas propriedades mágicas e encantamentos e rituais que empregam cada uma delas. As obras de Whitehurst são incríveis; uma mistura de informações práticas com formas de viver uma vida totalmente mágica.

Glossário

anual (planta): é a planta que completa todo o seu ciclo de vida, da germinação à produção de suas próprias sementes, durante uma única estação de crescimento, morrendo em seguida.

aura: é o campo de energia metafísica que circunda o corpo humano e trabalha em conjunto com os chacras. A cor, o formato e a condição da aura de uma pessoa podem indicar diferentes elementos de sua personalidade ou de seu desenvolvimento espiritual.

bianual: planta que leva dois anos para completar seu ciclo de crescimento. No primeiro ano, desenvolve raízes, caules e folhas; e, no segundo, produz flores, frutos e sementes, morrendo logo depois.

bruxa de cozinha: em sua magia, esse tipo de bruxa natural volta as atenções para o lar e a cozinha. Esta abriga o altar da bruxa, e os utensílios culinários são seus instrumentos mágicos. Muitas bruxas de cozinha preparam medicamentos, alimentos e refeições mágicos e praticam a magia para ajudar a família.

bruxa *hedge*: esse é o tipo de bruxa que, como as bruxas naturais, usa as plantas para praticar a magia e a cura, mas também incorpora práticas mais esotéricas como viagens astrais e adivinhação. O nome vem da expressão *riding the hedge* (algo como "percorrer o limite"), que significa ter um pé em nosso mundo — o mundo vivo — e um pé no mundo dos mortos, das fadas: o plano astral.

chacra: significa "roda", em sânscrito. Os chacras são pontos de energia física e espiritual situados por todo o corpo. Há sete chacras principais, que correspondem a diferentes partes do corpo e a forças como intuição, emoções ou habilidades psíquicas.

Cada chacra está associado a uma cor, um símbolo, um órgão e um elemento.

cristais: as palavras *cristal*, *pedra* e *rocha* são usadas de forma intercambiável na bruxaria, embora na ciência tenham definições diferentes. Cada mineral é único em termos de energia, poder e efeito em nossa saúde física e mental.

elemento: os elementos clássicos ocidentais são terra, ar/vento, fogo, água e éter ou espírito. Cada elemento alinha-se a determinadas energias, comportamentos, partes do corpo e atividades.

éter/*akasha*/espírito: *Éter*, *espírito* e *akasha* são todos nomes para o quinto elemento, que é inteiramente não físico. *Éter* e *akasha* são usados para descrever o cosmos, os corpos celestes e o reino dos deuses e espíritos.

familiar: é um animal que pertence a uma bruxa e a auxilia em seu trabalho mágico. Historicamente, os familiares eram entidades sobrenaturais ou espíritos, mas as bruxas modernas com frequência se referem a seus animais de estimação como familiares quando estabelecem com eles uma conexão espiritual.

herbalista: um herbalista coleta e cultiva ervas medicinais, transforma-as em medicamentos e receita-os a seus pacientes. É necessário que se estude durante muitos anos para sua formação; em alguns lugares, é uma prática regulada.

***hoodoo*:** uma de muitas religiões da diáspora africana amplamente praticadas nas Américas. Chegou da África, com o comércio escravagista. É mais propriamente uma prática do que uma religião completa. O *hoodoo* originou-se entre as pessoas escravizadas, sobretudo da região do Delta do Rio Mississippi, no sul dos Estados Unidos, e disseminou-se desse país e do Canadá, especialmente ao longo da Ferrovia Clandestina (em inglês, *Underground Railroad*), rota secreta usada para a fuga de afro-americanos em direção a estados onde a escravidão não existia. O *hoodoo* incorpora ervas, raízes, plantas, pós e outros talismãs a uma prática mágica que se mescla a crenças e histórias cristãs.

magia popular: a expressão magia popular, ou religião popular, refere-se às práticas espirituais ou culturais tradicionais que se originam em um local específico ou entre um grupo específico de pessoas. Com frequência, existe fora da religião dominante, sendo praticada em concomitância com ela.

medicina tradicional chinesa: esse sistema de medicina natural, com mais de 3 mil anos de idade, combina o uso de ervas medicinais, acupuntura, terapia alimentar, massagem e exercícios terapêuticos para manter o *qi*, ou força vital, em harmonia.

perene (planta): é a planta cujo ciclo de vida dura mais do que dois ou três anos.

regente planetário: quando um item mágico está associado à energia de um determinado planeta, esse planeta é conhecido como seu regente planetário. Essa é uma prática medieval que nos permite categorizar as diferentes energias de itens mágicos.

saquinhos de mojo/proteção: esse saquinho é um encantamento que pode ser levado no corpo da pessoa. Os saquinhos de mojo tradicionais, que se originaram no *hoodoo*, em geral consistem em uma pequena sacola de flanela vermelha contendo uma variedade de ervas, raízes, cristais, moedas, conchas e outros talismãs.

zona de tolerância: a escala da zona de tolerância categoriza o clima em diferentes áreas para classificá-lo com relação à vida e à sobrevivência das plantas. Esse sistema informa sobre quais plantas crescem naturalmente, quais podem ser plantadas ao ar livre e quais devem ser cultivadas em ambientes internos, além de indicar a duração do ciclo de crescimento.

Índice remissivo

Y

Yule (Solstício de Inverno), 47-48

Z

Zodíaco
   horóscopo celta das árvores, 50-51
   tropical, 50, 62